贵州主要
少数民族生殖健康

陆卫群　朱江　著

知识产权出版社
全国百佳图书出版单位

内容提要

全书分为五篇二十三章，内容涵盖了研究背景与设计、贵州省概况、贵州五大少数民族概述、调查结果与分析、结论与建议等五个方面。其选题新颖、视角独特，作者运用定性和定量研究的方法，从不同层面着重考察和探寻了迄今为止鲜有研究涉足的苗族、布依族、侗族、仡佬族、水族等少数民族弱势人群的生殖健康状况、需求和政府工作的不足。

责任编辑： 王　辉

图书在版编目（CIP）数据

贵州主要少数民族生殖健康/陆卫群　朱江著．—北京：知识产权出版社，2011.7

ISBN 978-7-5130-0548-7

Ⅰ．①贵…　Ⅱ．①陆…②…朱　Ⅲ．①少数民族—生殖医学—研究—贵州省　Ⅳ．①R339.2

中国版本图书馆 CIP 数据核字（2011）第 082501 号

贵州主要少数民族生殖健康

GUIZHOU ZHUYAO SHAOSHU MINZU SHENGZHI JIANKANG

陆卫群　朱　江　著

出版发行：知识产权出版社

社　　址：北京市海淀区马甸南村1号	邮　　编：100088
网　　址：http：//www.ipph.cn	邮　　箱：bjb@cnipr.com
发行电话：010-82000893 转 0860/8101	传　　真：010-82005070/82000893
责编电话：010-82000860 转 8129	责编邮箱：wanghui@cnipr.com
印　　刷：知识产权出版社电子制印中心	经　　销：新华书店及相关销售网点
开　　本：880mm×1230mm　1/32	印　　张：9
版　　次：2011 年 7 月第 1 版	印　　次：2011 年 7 月第 1 次印刷
字　　数：200 千字	定　　价：28.00元

ISBN 978-7-5130-0548-7/R・037（3447）

序　言

自 1994 年开罗国际人口与发展大会正式将生殖健康概念纳入《国际人口与发展大会行动纲领》以来，人类的全面健康问题，尤其是生殖健康问题越来越受到特别的关注。国内外对生殖健康进行了许多研究，但到目前为止，涉及少数民族生殖健康的研究却很少。本书通过对我国西部贵州省少数民族生殖健康状况的调查研究，弥补了这方面的不足，揭开了我国经济相对落后“欠发达、欠开发”的贵州少数民族略显神秘的生殖健康的状况，对提高贵州少数民族群众的性知识、生殖健康知识，关注其生存环境，推动人口质量的提高有非常积极的作用。

本书作者对少数民族生殖健康状况的调查历时4年，研究人群遍及贵州省具有代表性的少数民族地区。例如，松桃苗族自治县、镇宁布依族苗族自治县、玉屏侗族自治县、务川仡佬族自治县和三都水族自治县。其调查对象不仅包括老年、中年和青少年等不同性别、不同年龄段的少数民族人群，还涉及从事生殖健康工作的干部和服务人群。作者面对面地采访苗族、侗族、布依族、仡佬族和水族等少数民族对象 2000 例，其中除了青少年组采用自填、封闭式问卷调查外，其余的均采用入户代填封闭式问卷调查。同时，通过半开放式问卷调查了 25 名计划生育技术服务人员，并对 25 名人口计生干部进行了深入访谈。

苗族、布依族、侗族、仡佬族、水族等五个少数民族都是世居贵州的少数民族。贵州省苗族人口占全国苗族总人口的49.8%，布依族人口占全国布依族总人口的97.3%，侗族人口占全国侗族总人口的55.7%，仡佬族人口占全国仡佬族总人口的98.2%，水族人口占全国水族总人口的93.2%。为此，本书所展示的这五个少数民族的生殖健康状况在全国来说也具有较好的代表性。

作者主要调查了研究人群的基本生活状况、经济状况、婚姻状况、怀孕史、生育史、人流史、性健康知识、避孕知识、性病知识状况及了解途径、避孕措施使用情况、选择权及满意度、性生活状况、对婚前性行为的看法、未婚人流以及未婚者使用避孕措施、生育意愿以及对计划生育部门的建议等等诸多方面，从而了解他们的生殖健康状况、需求、影响因素和存在的问题。

作者还对五个县级计生管理部门和相关管理人员进行了定性调查，了解生殖健康/计划生育宣传教育工作开展情况、出生缺陷干预工程开展状况、向少数民族群众提供生殖健康服务能力和生殖健康优质服务技术继续再教育情况等，通过面对面的深入访谈就“开展生殖健康优质服务的认识”、“计划生育考核模式和管理模式”、“卫生等部门协同作用”以及“如何更好地将生殖健康的理念融入传统的计划生育工作中”等问题进行了探讨。从生殖健康的认知程度、如何看待服务人员与服务对象之间的关系、如何满足服务对象的需求、怎样使咨询和服务满足个性化需求、在执行避孕节育措施过程中的困惑和阻力、如何让对象得到较好的生殖健康和性健康服务等方面，对五个县级计生服务站的技术服务人员进行面对面的半开放式问卷调查。

作者通过大量、翔实的调查和严谨的数据分析，较为全面地反映了贵州少数民族生殖健康现状，从经济、文化、社会资源可及性、生殖健康服务管理层和服务提供者等方面分析了少数民族生殖健康的影响因素，提出了许多富有针对性、可供参考实施的对策建议。对于有效控制少数民族地区的人口过快增长，提高少数民族人口素质具有十分重要的意义。

本书的出版，首先要感谢国家社会科学基金对“苗、侗、布依族、仡佬族、水族少数民族人口生殖健康研究”的资助，使我们有机会为贵州少数民族生殖健康研究贡献一份力量；其次要感谢贵州大学在研究经费、研究环境等方面所提供的支持和保障；感谢贵州省人口计生委，以及松桃县、镇宁县、玉屏县、务川县、三都县人口计生局等有关县政府机关给予的大力支持和帮助，以及贵州大学法学院给予本书出版的资助。在此一并呈上作者深深的谢意。

目　录

第二章　研究框架

一个人的生殖健康水平是由许多方面折射出来的，到目前为止的研究还未发现很完整的指标体系。本书结合世界卫生组织关于生殖健康的定义和实际调查的可行性，将以下指标作为评估对象生殖健康水平的综合指标：性生活是否和谐、避孕措施使用情况、就医率和体格检查率、预防出生缺陷发生、生殖系统不适与患病五个方面。

上述五个方面除了受当事人的年龄、性别、民族、居住地、婚姻状况、受教育程度等人口学特征，民风民俗、职业、经济状况、性别不平等、男性偏好、以前避孕方法副作用及有效性、计划生育政策等社会—文化经济因素，以及生殖健康、计划生育知识的宣传、健康因素、获得避孕的途径、生殖道感染、计生干部认识水平与工作态度、医务人员的业务水平、基层医疗设施等其他 KAQ（Knowledge，Accessand Quality——知识、途径和质量）因素的影响外，还受当事人生殖健康计划生育避孕节育知识的知晓率、当地优质服务知情选择工作水平的影响。

因此，本研究在生殖健康水平影响因素的分析框架中，把生殖健康和计划生育避孕知识的掌握和当地优质服务知情选择工作水平两个因素作为中间变量，把对象的人口学特征、社会—文化经济因素和其他因素作为初始变量，并通过路径分析，揭示初始变量和中间变量对生殖健康水平（性生活和谐、避孕措施使用情况、就医率、体格检查率和预防出生缺陷发生）的影响方向和程度。分析框架见图 1.1。

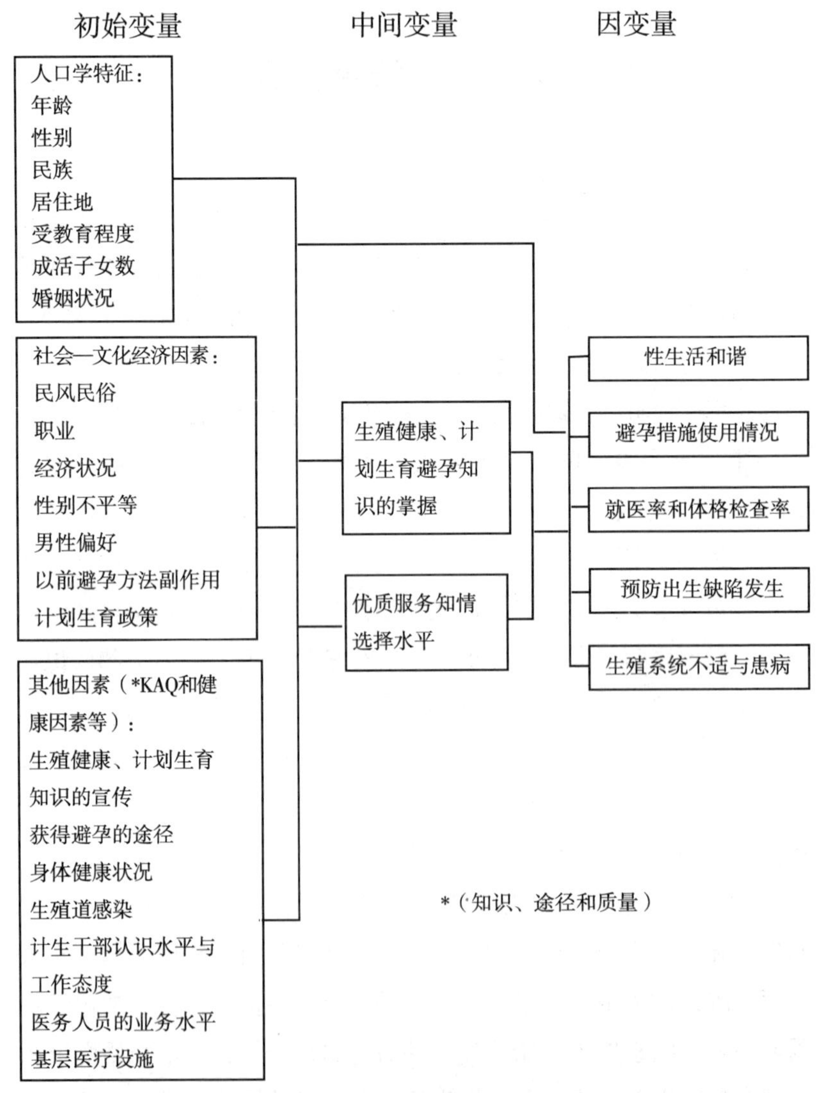

图 1.1　生殖健康水平的路径分析框架

第三章　变量说明

一、因变量

（一）性生活是否和谐

本研究没有如常规的研究用“性生活满意度”来衡量当事人的性生活水平，而是用“性生活是否和谐”的自我评价来衡量其生殖健康水平。考虑到当事人都是少数民族，并且此问题又是敏感问题，如果用“很满意、满意、较满意、不满意、很不满意”，当事人很少好意思认真考虑后如实回答此问题。

（二）避孕措施使用情况

避孕措施使用情况是反映生殖健康水平的重要因素，它实际包含了两个方面，即避孕措施接受率和选择什么类型的避孕措施。

（三）就医率和体格检查率

此处的体格检查率包括两个含意，一个是全身体格检查；另一个是生殖健康检查。

（四）预防出生缺陷发生

由于当地出生缺陷的发生率不算高，许多宣传工作都是由管理和医务人员完成的，有关这方面的数据主要是通过对管理人员和医务人员的访谈来获得。

（五）生殖系统不适与患病

主要包括当事人的自我感觉和医生的明确诊断。

二、初始变量

（一）民风民俗

主要结合民族的不同、各民族风俗资料和访谈的数据。

（二）性别不平等

性别是否平等主要通过当事人选择避孕方法和民俗中的性别角色来反映，尤其是选择对男性绝育和使用避孕套的态度来衡量。

（三）计生干部认识水平与工作态度

通过对计生管理干部的访谈获得数据。

（四）医务人员的业务水平

通过询问对象是否相信当地医务人员的业务水平和对医务人员的访谈获得相关的数据。

（五）基层医疗设施

相关信息通过访谈和实地调查获得。

三、中间变量

（一）生殖健康和计划生育避孕知识的掌握

调查一共通过避孕方法、性传播疾病、艾滋病感染途径和性病/生殖道感染途径四个方面评估对象对生殖健康和计划生育避孕知识掌握的情况，首先对这四个方面每一选择进行赋值，最后每一个对象在四个方面都会有一个总分，以此来评估他/她对生殖健康和计划生育避孕知识掌握的程度。调查问卷设计有复选题“请说出您所知道的避孕方法”，10 种选择：①IUD；②口服避孕药；③女扎； ④男扎；⑤避孕套； ⑥皮埋术；⑦注射避孕；⑧药膜/隔膜/胶冻； ⑨体外射精/自然避孕法；⑩其他。对象选中一个得 1

分，总分为 10 分，对象获得的分值越高，他/她掌握避孕知识的程度越高。问卷中的另一个复选题是“您听说过下列哪些性传播疾病？”，6 种选择：①淋病；②梅毒；③软下疳；④沙眼衣原体感染；⑤乙肝；⑥淋巴肉芽肿软下疳。对象选中一个得 1 分，总分为 6 分，对象获得的分值越高，他/她掌握性传播疾病知识的程度越高。调查还通过复选题“您知道在下列哪些情况下会使人感染艾滋病病毒吗？”来了解对象对艾滋病传播途径掌握的程度，一共提供 8 种可能的传播途径：①输血；②性关系；③拥抱；④接吻；⑤母亲传给胎儿或新生儿；⑥共同就餐；⑦蚊虫叮咬；⑧共用注射器。每种传播途径判断正确得1分，总分为 8 分，对象获得的分值越高，他/她掌握艾滋病传播途径的程度越高。复选题“下列途径哪些会传染性病/生殖道感染？”被用于测量调查对象对有关传染性病/生殖道感染知识掌握的程度，同样有8种选择：①性行为；②日常生活接触；③吸毒；④输血；⑤生产小孩；⑥胎盘传播；⑦母乳传播；⑧通过医疗器械。对象判断正确一种得1分，总分为 8 分。将性病知晓分、艾滋病传播知识分、性病传播知识分和避孕知识分相加，如知道艾滋病再加 1 分，不知道则不加，得到生殖健康综合评分，最高分为 33 分。对象获得分值越高，他/她掌握性病/生殖道感染知识的程度越高。

（二）优质服务知情选择工作水平

这是一个综合性较强的指标，我们试图通过对象的回答“在接受当前使用的避孕措施前是否了解其适用人群和副作用”、“谁来选择当前使用的避孕方法”，以及对管理和医务人员的访谈，获得相关数据。

第四章 研究假设

（1）性生活和谐与受教育程度、经济收入、生殖健康/计划生育知识的宣传力度、生殖健康和计划生育避孕知识的掌握程度、有效避孕措施、健康状况、夫妻性生活交流等成正比，与年龄、以前避孕方法副作用、生殖道感染率、子女数成反比。居住在城镇的人和男性性生活的满意度高于居住在农村的人群和妇女。

（2）生殖健康和计划生育避孕知识的掌握与受教育程度、生殖健康/计划生育知识的宣传力度、计划生育服务质量成正比，与年龄成反比。

（3）避孕措施的接受率与年龄、教育水平、经济收入、计划生育政策、性病、艾滋病和避孕知识的知晓率、优质服务知情选择水平、计生干部认识水平与工作态度、医务人员的业务水平和基层医疗设施的先进程度成正比，与男性偏好、以前的避孕措施副作用、获得避孕的途径难度成反比。

（4）避孕套的使用与生殖健康和计划生育避孕知识的掌握、丈夫的允许成正比。男扎与丈夫的允许成正比。

（5）年龄大的、农村对象和那些容易受计划生育政策影响的妇女更愿意选择现代长效避孕法，年轻的、高学历的和高社会地位妇女更喜欢选择现代短效避孕方法。

（6）优质服务知情选择水平与对象的受教育水平、计生干部认识水平与工作态度、医务人员的业务水平和基层医疗设施的先进程度成正比，与年龄成反比。

（7）就医率和体格检查率与年龄、受教育程度、经济收入、医务人员的业务水平和基层医疗设施的易获得性成正比，与保守的民风民俗成反比。

（8）预防出生缺陷发生、生殖系统不适与患病与受教育程度、经济收入、生殖健康/计划生育知识的宣传力度、医务人员的业务水平和基层医疗设施的先进程度成正比，与传统的民风民俗成反比。

（9）上述性生活的满意度、生殖健康和计划生育避孕知识的掌握、避孕措施使用情况、优质服务知情选择工作水平、就医率和体格检查率、预防出生缺陷发生、生殖系统不适与患病都会随着民族的不同而变化。

第五章　研究的主要内容

（1）在五个县级计生管理部门对相关管理人员进行定性调查，分别就其对生殖健康优质服务的认识、计划生育考核模式和管理模式、与卫生等部门团体的合作理念、如何更好地将生殖健康的理念融入传统的计划生育工作中，以及怎样做好预防出生缺陷等方面进行深入访谈。

（2）对五个县级计生服务站的技术服务人员进行面对面的深入访谈，主要就生殖健康的认知程度、如何看待服务人员与服务对象之间的关系、如何满足服务对象的需求、怎样使咨询和服务满足个性化需求、在采取避孕节育措施过程中的困惑和阻力、如何让对象得到较好的生殖健康和性健康服务、怎样做好预防出生缺陷等30个问题进行半开放式问卷调查。

（3）在五个调查县选择2000个人作为课题研究对象。调查采用封闭式问卷调查，由经过统一培训的研究人员填写问卷，调查内容包括：被调查对象的年龄及性别等基本情况、经济状况、婚姻状况、怀孕史、生育史、人流史；性健康知识、避孕知识和性病知识状况及了解途径，避孕措施使用情况、选择权及满意度；对婚前性行为、未婚人流以及未婚者使用避孕措施的看法，生殖健康和生殖保健服务的满意度；接受生殖健康咨询情况以及对生殖健康的需求与建议等7大方面94个问题。

第六章 研究的方法

本课题研究将采用定性和定量研究相结合的方法。通过偶遇抽样，分别对25名管理人员进行深入访谈和25名技术服务人员进行半开放式问卷调查。通过分层整群抽样，选取2000名目标人群，并对其进行封闭式问卷调查。

一、研究地点主要情况介绍

课题组根据贵州省少数民族分布的特点、经济发展和地理位置等因素，选择了松桃苗族自治县、镇宁布依族苗族自治县、玉屏侗族自治县、务川仡佬族苗族自治县和三都水族自治县五个县作为本课题的研究地点，即选择五个项目县为群众调查点，五个项目县的人口计生局为管理调查点，五个项目县人口计生服务站为技术服务层试验点。

（一）松桃苗族自治县简介

松桃苗族自治县，是国务院在1956年批准成立的最早的苗族自治县之一，位于武陵山脉主峰梵净山东麓，地处黔、湘、渝两省一市结合部，交通便利，素有“黔东门户”之称。全县辖28个乡镇，503个村，国土面积3400平方千米，人口65.3万人，其中苗、侗、土家等14个少数民族人口占总人口的47.5%，是铜仁地区面积最大、人口最多的农业大县。

松桃苗族自治县风光秀丽，古老神奇，有丰富的民族民间文化和自然风光，境内的武陵明珠梵净山被列为联合国“人与生物圈”保护网成员单位，是国家级风景名胜区。这里是楚文化的重要板块，积淀着浓郁的苗族文化，有被文化界誉为“戏剧活化石”的苗族傩戏，堪称中华百绝的“上刀山、下火海”等民间绝技蜚声海内外，彪悍激越的苗家狮舞，形式多样的民族节日，威猛雄健的苗家四面鼓舞，气势恢弘的寨英滚龙等，无不令人心旷神怡。松桃苗族自治县还是我国三大锰矿基地之一。

2003 年以来，全县农村贫困面由 2002 年的 54.4% 下降到 2006 年的 35.7%；农民人均纯收入年均增长 4.5%；城镇居民可支配收入年均增长 6%。人口计生工作的科技水平和服务水平不断提高，群众生育观念有所更新，全县人口自然增长率从 2002 年的 11.4‰下降到 2006 年的 9.43‰，人口过快增长的势头得到有效控制，人口和计划生育工作从全区的三类县上升为二类县。公共医疗卫生条件不断改善，疾病预防控制体系初步建立。农村新型合作医疗试点正式启动。

群众点选择了松桃苗族自治县大兴镇和孟溪镇。大兴镇位于松桃苗族自治县东南部，距县城 63 千米，东与湖南省凤凰县接壤，南与铜仁相接，是铜仁机场所在地，国土总面积 99.16 平方千米，耕地面积 2590 公顷，农民人均年收入 1520 元。全镇辖区 9 个行政村，1 个居委会，88 个村民组，66 个自然寨，全镇总户数 4098 户，总人口 19394 人，其中非农业人口 867 人，占总人口的 4.5%，少数民族 16984 人，占总人口的 88.1%。育龄妇女 5502 人，已婚育龄妇女 3592 人。孟溪镇地处梵净山腹地东麓，总面积 140.9 平方千米，辖 1 个居委会，24 个行政村，263 个村民组，总人口 3.2 万余人，人口出生率 10.86‰，自然增长率 6.35‰，计划生育率 92.67‰，人口较多的少数民族有苗族、土家族。农民人均年纯收入 1840 元。

（二）镇宁布依族苗族自治县简介

镇宁布依族苗族自治县地处贵州中丘原西南部，全县总面积 1709.42 平方千米，县政府所在地城关镇距省会贵阳市 122 千米。镇宁是一个典型的山区县，山地面积 1098 平方千米，丘陵面积 157.8 平方千米，分别占全县总面积的 63.91% 和 9.19%，岩溶地貌分布广，占全县总面积的 60% 以上，具有冬无严寒、夏无酷暑、雨热同季、湿暖共节等特点。全县温度适中，雨量充沛，气候宜人。

全县共辖 15 个乡（镇），总人口 34.25 万人，农业人口 31.67 万人，非农业人口 2.48 万人。汉族占 43.97%，布依族占 41.87%，苗族占 10.99%，其他民族占 3.17%。2005 年，全县生产总值（GDP）为 112504 万元，比上年增长 11.1%。人均 GDP 3195 元。

镇宁自治县是多民族聚居县，少数民族的传统节日、风俗习惯、民族歌舞、服饰及手工艺品等，构成了该县多姿多彩的民俗旅游资源。旅游资源丰富，亚洲第一大瀑布、国家级风景名胜区——黄果树瀑布在县域范围内，距城关镇仅 15 千米；国家级风景名胜区——龙宫距县城 22 千米。境内喀斯特地貌特征明显，多溶洞、地下河、瀑布、泉水，堪称喀斯特王国。

群众点分别选在镇宁县的大山乡、丁旗乡和马厂乡。大山乡距县城 10 千米，2.48 万人，少数民族占 24.95%，布依族占 23.88%，人均年收入 1678 元。卫生院 1 个，卫生室 13 个。丁旗乡距县城 15 千米，4.17 万人，少数民族占 50.08%，布依族占 41.76%。马厂乡距县城 40 千米，2.47 万人，少数民族占 58.54%，布依族占

35.28%，人均年收入1408元，中心卫生院1个，卫生室6个。

（三）玉屏侗族自治县简介

玉屏侗族自治县位于贵州省东部，为黔东门户。全县总面积517平方千米，辖4镇2乡，人口14.2万人，其中侗族占总人口的89%。玉屏侗族自治县气候温和，冬无严寒，夏无酷暑。它素有“黔东门户”之称，为贵州省的东大门，是贵州“东联”发展战略的“桥头堡”，是中南与西南的交通结合部。玉屏是实施西部大开发贵州西电东送的主要出口和支撑点，是全国的农村电气化县之一。在玉屏县株六复线铁路、320国道（高速公路）、201省道（高等级公路）穿境而过，已实现了村村通公路。

目前，全县农村合作医疗参合率达88%，有各类卫生机构126个，县、乡、村三级卫生防疫、医疗服务体系已基本形成。全县有病床235张，每千人拥病床1.83张。2006年全县农民人均纯收入2443元。全县已婚育龄妇女综合避孕节育率达90%，出生人口性别比为138。从2006年6月开始，玉屏侗族自治县人口和计划生育局按照一个村民组配备一名妇女育龄小组长，县财政每年斥资14万元解决村民组育龄小组长的报酬问题，每人每年150元，与村民组长同酬。

玉屏是全国五个侗族自治县之一，具有浓郁的民族民俗和民族风情，主要以北侗民族的民居建筑、居住环境和风情及赶坳、侗族民歌、侗族傩技为主。户与户之间既有距离，又相距不远，依山坡地形排列，层层叠叠，房屋周围被绿树团团围住，环境优美。其建筑物为木结构、小青瓦、吊脚楼，外环廊式，吊脚楼有的为二层，多的是三层，并有面积较大的院坝。每户或者两户要建迎宾门，他们称之为“八字彩门”。从公路上观看，只见林木，不见房屋，侗族人民在这里世世代代安居乐业。赶坳是侗族的一种传统习俗和民族歌会。每次赶坳为期一天，四面八方的男女老少都要身穿盛装、成群结队地赶来参加。赶坳的人数少则几千，多则万人，青年们唱歌传情、结交朋友、自主婚姻，老少观看赛马、斗画眉鸟和傩技表演。玉屏还是驰名中外的箫笛产地，1990 年被国家文化部授予“中国箫笛之乡”的称号。

群众点选在玉屏县的平溪镇和大龙镇。平溪镇是玉屏侗族自治县人民政府所在地，是全县政治、文化和经济中心。全镇总面积 96 平方千米，辖 14 个行政村、4 个社区，全镇总人口 3.3 万人，少数民族人口占总人口的 68%，侗族占 80%，人均年收入 2800 元。全镇人口自然增长率在 9.9‰ 以内，全镇共有卫生院 1 所，病床 21 张，实现村村设有卫生室，并初步完善农村合作医疗保险示范点，镇卫生院还被卫生部、人事部和国家医药管理局评为“全国卫生系统先进单位”。

大龙镇地处县域东南，毗邻湖南省新晃县，是大西南与中南的结合部，境内 15 千米大龙开发区为省级经济开发区。全镇总面积 61 平方千米，辖 20 村居，总人口 3.61 万人，其中侗族占 64%。人均年收入 2860 元。全镇有病床 42 张，各村均建立了医疗卫生室。

（四）务川仡佬族苗族自治县简介

务川仡佬族苗族自治县位于贵州省东北部，总面积 2777 平方千米。全县辖 10 镇、5 乡、113 个行政村（居），总人口 43.53 万人，境内共生活着仡佬族、苗族、土家族等 25 个民族，其中以仡佬族、苗族为主的少数民族占总人口的 96.5%，仡佬族人口占总人口的 44%，为全国两个以仡佬族为主体民族的自治县之一。2005

年全县人口计生率93.05%，人口自然增长率8.3‰。

务川是1986年国务院首批列为全国141个少数民族自治县之一，因欠开发的历史阶段较长，欠发展的状况更为突出。1986年，务川被列入国家级贫困县；2001年，被确定为国家新阶段重点扶持县；2008年，被列为新增农业综合开发县。

在长期生产实践中，务川人民创造了灿烂的民族文化，有浦竹溪红字崖、江滨汉墓群、龙潭申佑祠、大坪瓮溪桥、县城罗峰书院、长脚红军渡等，无不印证着务川厚重的文化积淀。务川自然资源丰富，生物种类繁多，森林覆盖率43%，有西南第一草场的栗园草场，有被称为"活化石"的野银杏6000多株。改革开放以来，务川经济建设和社会事业发展协调并进。2007年底，全县农民人均纯收入1833元，城镇居民可支配收入7137元。

群众点选在务川县的都濡镇和大平镇龙潭村。都濡镇是务川自治县政治、经济文化的中心，是对外开放的窗口，全镇282平方千米，耕地面积64771亩（1亩=666.7平方米），平均海拔750米。全镇辖12个行政村、3个社区、130个村民小组、13个居民小区，共18644户、72441人，其中非农业8049户、30860人，农业10595户、41581人，75%是仡佬族、苗族，另有土家族、汉族等民族。

素有"丹砂古镇、仡佬之源"美誉的大坪镇，是务川仡佬族苗族自治县的15个乡镇之一，位于县城的东面，距县城5千米。全镇辖7个行政村、53个村民小组，总人口31312人，地域面积195.16平方千米。境内居民以仡佬族为主体。大坪镇有全省唯一的仡佬族民族文化村——龙潭仡佬族民族文化村。龙潭村，距县城12千米，处于洪渡河边，全村3702人，分为7个行政组，全部为仡佬族。村里有孙、周两大姓，从江西迁入。全村仡佬族建筑、风土人情保持较好，是全省 20 个民族文化村之一，人均年收入 700~800元，主要靠外出务工和种植烤烟。1986 年开始通电，其余两个自然村2001 年通电。龙潭村里设 1 个计划生育服务室，1 个医疗服务室，镇计划生育服务室有 6 名医生。村里多为盆浴。

（五）三都水族自治县简介

三都县位于黔南布依族苗族自治州东南部，“月亮山、雷公山”腹地，地处云贵高原苗岭山脉以南的都柳江上游和樟江支流。距省城贵阳 247 千米，距州府都匀 87 千米。全县总面积 2380 平方千米。

三都是全国唯一的水族自治县，县政府驻三合镇。2006 年，县辖 10 个镇、270 个村、4 个居委会。全县世居的少数民族有水族、布依族、苗族、瑶族、侗族、彝族、壮族、回族、仡佬族、土家族、满族等。2006 年，全县总人口为 32.2 万人，其中：农业人口占总人口的 93.79%。总人口中男性为 167965 人，女性为 154004 人。全年出生率为 11.48‰，自然增长率为 5.94‰。少数民族人口 31.22 万人，占总人口的 96.96%。少数民族人口中，水族人口 20.53 万人，占全县总人口的 63.76%，占全国水族总人口的 53%。全县小学适龄儿童入学率为 99.2%，辍学率为 0.45%；初中教育阶段入学率为 96.2%。人口和计划生育工作取得新成绩，完成“两术”任务 6620 例，实现年度人口控制目标。人口自然增长率为 8.65‰。2006 年，全县农民人均纯收入 1816 元。

全县设有国家医疗卫生机构 45 个，分别是 21 个乡（镇）卫生院、21 个疾控基妇站和县鹏城民族医院、县疾病预防控制中心、县妇幼保健所，开设床位 256 张，平均每千人拥有 0.82 张床位。

全县开设卫生室的村149个，占总行政村数的55.2%，有村卫生员173人，村接生员270人。

三都水族自治县的民族风情资源具有得天独厚的优势，有奇特神秘的水家“嗄哚”、隆重热烈的丰收铜鼓舞、庄严的水族祭祖仪式、粗犷的端坡挤马，有号称世上一绝的闻歌起舞的“风流草”、水家“斗鱼”、熠熠生光瑶人山“月亮树”、玄机难解的姑鲁“产蛋岩”、预报阴晴的板甲“睛雨石”；有史载千年、再现水家人文化底蕴和深刻内涵的“水节”、都江“古城墙”、羊福“摩崖墓群”，以及一泻千里的中和大瀑布和波澜壮阔气吞山河的都柳江“百里林海”风光和瑶人山国家森林公园，来到这里，令人流连忘返、心旷神怡。水族民居依山傍水，古朴典雅的“干栏式”建筑鳞次栉比、工艺精湛、错落有序，与遐迩闻名的水族马尾绣、剪纸、服饰等民族民间工艺和风味独特的韭菜包鱼、糯米酒等传统饮食融为一体，构成了一幅幅优美的水族山乡风情画卷。

本次调查的群众点选在三都水族自治县的三合镇和九阡镇。三合镇是三都水族自治县政治、经济、文化、物资集散中心，位于三都县中北部，截至2006年底，全镇总人口3.7万人，农业人口2.4万人，占总人口的65%；少数民族3.4万人，占总人口的91%，其中：水族占50%，苗族占31%，布依族占11%，其他族占8%。2007年全镇农民人均纯收入2554元。三合村麻光组距县城3千米，人均年收入1650元。

九阡镇位于荔波樟江国家级风景名胜区樟江河（水春河）的主要源头，地处“月亮山”腹地。距县城65千米，距荔波县城35千米，全镇总面积323平方千米，辖12个行政村、161个村民小组，总人口2.04万人，水族占总人口的90%。境内森林资源较为丰富，生态环境较好，人均年纯收入 1357 元。九阡镇的水各村距县城 60 公里，人均年收入 700 元，98% 以上的避孕方法为女扎。

二、研究对象

（一）管理人员

分别从松桃苗族自治县、镇宁布依族苗族自治县、玉屏侗族自治县、务川仡佬族自治县和三都水族自治县人口计划生育局偶遇抽样抽取 5 名计划生育管理干部。共计 25 名。由调查员采用调查框架对其进行深入访谈。

（二）技术服务人员

分别从松桃苗族自治县、镇宁布依族苗族自治县、玉屏侗族自治县、务川仡佬族苗族自治县和三都水族自治县计划生育技术服务站偶遇抽样抽取 5 名计划生育技术服务人员，共计 25 名。对其进行半开放式问卷调查。

（三）目标人群

总计 2000 名，通过分层整群抽样法，分别从松桃苗族自治县、镇宁布依族苗族自治县、玉屏侗族自治县、务川仡佬族苗族自治县和三都水族自治县随机抽取苗、侗、布依、仡佬和水族少数民族人口各 400 人。其中，20～49 岁已婚育龄妇女 500 名（每个点 100 名），20～49 岁已婚男人500 名（每个点 100 名），50 岁以上老人500 名（每个点 100 名）和 15～22 岁未婚青年500 名（每个点 100 名）。在此要说明的是，此课题中规定 50 岁为老年人，是由于国际通行的生殖年龄为 15～49 岁。

三、技术路线

（1）选取各个调查点。

（2）择时分别到每个调查县（点），从管理、技术服务和群众三个层面根据上述方法抽取调查对象。

（3）由项目组成员对各调查点基层调查员进行集中培训（见附件 1、附件 2）。

（4）调查

①对受选的计划生育管理干部在其办公室进行面对面的深入访谈。

②对选到的技术服务人员在其工作地点进行面对面的半开放式问卷调查。

③由调查人员进入对象住家或工作学习地点对目标人群进行面对面的封闭式问卷调查。

（5）现场初步整理调查问卷，及时发现问题，及时纠正，及时补充数据信息。

（6）收集、查找每一个调查点的背景资料信息。

（7）回到贵阳及时对问卷进行完整性、一致性和逻辑性检查、整理。

（8）录入和分析数据。

（9）撰写调查报告。

四、数据分析方法

研究将采用定性和定量研究相结合的方法。所有问卷由研究者进行完整性和一致性检查，并对问卷中半开放性问题进行重新编码，对全部生殖健康/计划生育避孕知识进行赋值，将各项得分相加得到生殖健康综合评分。

数据审核后录入计算机，数据分析处理时，采用社会学分析软件SPSS 11.5 分析软件、频数分析相关数据、频数分布交叉表分析两变量间的相关关系，非参数检验中的卡方检验检测两变量间的显著性，用多因素Logistic回归分析进行进一步的因素分析。

采用归类—分析总结—分析—总结的方法分析定性研究资料。翻译访谈记录，将定性调查数据录入计算机，分析总结所得数据。

第七章　研究的重点难点、主要观点和创新之处

一、研究的重点难点

项目涉及管理、技术服务和群众三个层面和妇女、男人、老人与未婚四个人群，五种少数民族以及定性和定量调查，如何既能反映本研究的目的又不显烦琐是研究要解决的难点之一。

如何消除存在于少数民族人口思想深处的旧观念和旧思想，尤其是对于计划生育的偏见，打消顾虑，积极地参与到我们的研究中来，使本研究获得真实的信息，也是研究成功的关键。

二、研究的主要观点和创新之处

本研究从人口、社会、经济、意识形态和传统观念等方面对苗、侗、布依族、仡佬族和水族少数民族人口生殖健康状况进行考察，从中找出其内在联系，提出可行性的建议，以改善少数民族人口生殖健康状况，提高其人口素质。

该研究与其他研究所不同的是，在管理、技术服务和群众三个层面上，从人口、社会、经济和意识形态等方面对不同人群进行全方位调查，定性和定量分析相结合，而且一次性对五种少数民族人口生殖健康进行研究。

第八章　生殖健康研究的发展与现状

一、生殖健康的发展

生殖健康，是 20 世纪 80 年代随着西方女权运动的发展在国际上提出的新概念。20 世纪初，发达国家妇女团体提出应向妇女及其家庭提供高质量的生殖健康服务，使妇女能控制生育，从无计划的妊娠中解放出来。这是生殖健康的最早起源。第二次世界大战以后，“人口的急剧增长”对社会和经济的发展均造成了严重的障碍，特别是对发展中国家的社会经济发展和人类的健康都构成了严重的威胁。从 20 世纪 60 年代开始，以控制人口数量为主要任务的计划生育服务成为生殖保健的重点，特别是在避孕节育技术的研究、开发与推广方面取得了较大的成就，计划生育在世界范围内被广泛地接受和采纳。随着妇女地位的不断提高，社会经济、医疗保健、计划生育事业的不断发展，计划生育工作中单纯的提供避孕节育已不能满足育龄夫妇尤其是妇女的需求。妇女不仅仅作为母亲可以得到必要的保健服务，而且作为妇女有权得到更多更好的生殖健康服务。性传播疾病的流行，以及艾滋病的出现，成为生殖健康领域的新挑战。随着青少年性行为的泛滥，未婚人工流产的增多，如何对待这一特殊人群的生殖健康需求已成为一个亟待解决的问题。男性在生殖健康领域所承担的重要角色及其自身和生殖健康需求越来越受到各界关注。

1983 年，世界卫生组织人类生殖研究、发展和研究培训特别规划署（WHO-HRP）原主任法赛拉博士（Fathalla）对生殖健康作了如下定义："在 WHO 有关健康定义的框架内，生殖健康应包含下列基本元素，即人们有能力生殖并调节生育，妇女能安全妊娠并分娩，妊娠得到母婴存活和健康的成功结局，以及夫妇有和谐的性关系而不必担心意外怀孕与患病。"1988 年，前世界卫生组织人类生殖健康特别规划署主任 J.Barzelatto 启用生殖健康的概念，认为国家的生殖健康政策以及相应的服务规划应该建立在计划生育、妇女保建、婴幼儿保健以及性传播性疾病的控制这四个基本要素之上。同年继任的特别规划署主任 M.Fathalla 博士结合世界卫生组织有关健康的定义，即"健康是指生理、心理和社会适应方面的完好状态，而不仅仅是没有疾病或不适"，给生殖健康下了最早的定义，认为生殖健康应该包括以下内容：①人们具备生殖和调节生育的能力；②妇女能够安全地通过妊娠和分娩；③妊娠的结果是健康的婴儿；④夫妇享受和谐的性生活，不必担心非意愿的妊娠和染上性病。1994 年 9 月在开罗召开的国际"人口与发展"大会上，世界卫生组织全球政策委员会正式通过了生殖健康的定义，并写入《国际人口与发展大会行动纲领》第七章（生殖权利和生殖健康）之中。即生殖健康（Reproductivehealth）是指在生殖系统及其功能和过程所涉及一切事宜上身体、精神和社会等方面的健康状态，而不仅仅是没有疾病或不虚弱。生殖健康表示人们能够有满意而且安全的性生活，有生育能力，可以自由决定是否和何时生育及生育多少。男女都有权获知并能实际获得他们所选定的、不违反法律的调节生育方法。有权获得适当的保健服务，使妇女能够安全地怀孕和生育，向夫妇提供生殖健康婴儿的最佳机会。

1995 年 6 月，在北京召开的国际妇女生殖健康研讨会，总结出生殖健康概念的基础是男女平等，提出生殖健康是为了强调妇女的社会地位和生殖权利，认为中国妇女生殖健康的定义及内涵的表述应包括以下八个方面：妇女生殖健康涉及妇女整个生命周期的不同生理阶段，在这些阶段，她们均应得到健康、安全和幸福；妇女应获得调节生育的权利；妇女在妊娠、分娩过程中应获得优质保健服务，以保证母婴安全；妇女有权利和义务抚育儿童健康成长，并获得社会对儿童的各项保健服务；妇女能正常、和谐和安全地进行性生活，不必担心意外妊娠及可能发生的性传播疾病；妇女应得到良好的避孕节育技术服务及与生殖有关的医疗保健服务，包括意外妊娠能获得安全的人工流产；女性在生殖过程中面临的风险远远超过男性，生殖健康、生殖权利与社会责任都必须将男性包括在内，男性应在维护与促进生殖健康上承担更大的责任；完善和提高生殖健康的服务质量，保证和提高妇女生殖健康，必须有相应的服务体系。

二、生殖健康研究的现状

近十几年来，除了与妇女有关的妊娠、分娩、人工流产、不孕、避孕等健康问题仍普遍存在外，由不安全性行为引发的非意愿妊娠、青少年初次性行为的提前和未婚性行为的增加，以及生殖道感染/性传播疾病，特别是艾滋病在全球范围内的肆意蔓延等，都使得妇女、男性以及其中青少年的生殖健康面临着前所未有的严重威胁。全球生殖健康的研究与实践表明：首先，生殖健康研究的开展大大促进了人们对男性生殖健康的关注。其次，随着生殖健康理念的传播，有越来越多的人认识到：妇女生殖健康在整个生殖健康领域占有突出地位，妇女的生殖权利是实现生殖健康的核心。第三，生殖健康突破了传统的生物医学模式，昭示人们从更广阔的社会文化和社会性别的视野来认识和解决健康问题。

（一）对妇女生殖健康的研究现状

从整个世界范围来看，妇女在生命周期的各个阶段和生殖健康的各个方面均面临着比男性更大、更严峻的健康挑战，并且妇女还要承受大部分与生殖有关的疾病负担和健康威胁。因此，通过提高妇女地位和增强妇女权利来促进以妇女为中心的生殖健康研究已成为全球性的研究趋势。

国外对避孕方法的效应进行了较多的研究，如 Sonfield（2003）研究指出，妇女必须花大约三十年的时间来避孕，避孕药具能使妇女和其伴侣避免、减少或推迟他们的妊娠。Henshaw（1992）也在其论文中写道，没有避孕药具，一个妇女一生中要生育 12～15 个小孩。由于有了避孕措施，美国妇女初产年龄从 1970 年的 21.4 岁提高到 2000 年的 25 岁（Mathews，2002）。但是，John（2002）也指出在发展中国家有超过 1 亿的已婚妇女无法用到避孕药具，在那里，有 1/3 的妊娠和 2/3 的非意愿妊娠是由于缺少避孕措施造成的。避孕措施的有效性也是不少研究者关心的问题，如 Mosher（2004）在他的研究中发现：4300 万的育龄妇女或 10 个有性生活的妇女中有 7 个是不想要小孩的，但他们有可能会由于避孕的失败而妊娠。

避孕措施的副作用一直是研究人员关心的领域，Bouyer等在法国、挪威和英国的一项多中心病例对照研究中，以带器异位妊娠组作为试验组，带器妊娠作为对照组，进行多因素分析，发现有 7 个因素与宫内节育器（IUD）使用者异位妊娠有关：自然流产史，避孕史，使用 IUD 类型，输卵管损伤史（如输卵管炎等），产后放置 IUD 时间，使用 IUD 期间患盆腔炎情况（尤其是衣原体感染），使用 IUD 超过 6 年者。不少国家还针对本国在生殖健康方面的主要问题制定相应的策略，如日本降低人工流产率，澳大利亚 1995 年开始对妇女健康进行纵向研究。

我国是人口大国，从政府到科研人员对避孕措施都给予了极大的关注，有不少研究涉及此领域。1997 年国家计生委组织进行了全国人口与生殖健康抽样调查，内容涉及育龄妇女的生育、避孕、节育、生殖保健方面的知识、态度和行为，以及她们在计划生育方面的需求。钟烨等（2000）研究表明：年老的、农村的和低教育水平的妇女及其丈夫，对生殖健康知识的掌握较少。此外，少数民族和早婚夫妻，以及从未做过妇科检查及婚前教育的夫妇，生殖健康知识也很匮乏。在已婚人群中普及避孕知识，将是今后计划生育工作中的一个中心问题，知识普及的重点正是上述几类已婚妇女。新婚夫妻的定期妇科检查应该更为有效，而且夫妻双方都应该接受避孕知识教育。华桦（2008）对南京地区育龄妇女人流状况和非意愿妊娠的研究表明，避孕知识知晓率和避孕方法的有效率都与减少非意愿妊娠和降低人流率有关。广大育龄夫妇普遍缺乏避孕知识，例如，广东省江门市 67% 以上使用 IUD 的妇女在使用前不知道如何选择适合于自己的避孕方法，62%的妇女在使用前对 IUD 可能产生的副作用一无所知。有研究证明，生殖健康知识和避孕知识的缺乏是导致未婚妊娠和人工流产的根本原因（梁红，2003）。而使用紧急避孕方法可大幅度降低非意愿妊娠，人们未使用的主要原因是不知道和缺乏了解（楼超华，2001；牟李红，2005）。

据世界卫生组织估计（1999），全球每年有 4000～6000 万例人工流产（人流），即全球妊娠的 26% 以流产结束。据我国卫生部统计（2002），全国每年的人工流产数自 1995～2002年，一直在 700 万例左右。陈义等（2004）研究表明，人工流产妇女中重复流产发生比例占 30%～50%，未婚占 30% 以上。楼超华等（2000）对上海市三所妇幼保健院的 606 名人工流产妇女进行了调查，分析了人工流产妇女非意愿妊娠的原因及可预测妊娠的比例，结果表明，人工流产对象中 98.18% 为非意愿妊娠，其中 63.70% 为可预测的妊娠。已婚对象非意愿妊娠的主要原因是避孕失败（73.1%），其中以安全期失败、体外排精失败和避孕套破裂或脱落为多；未婚对象非意愿妊娠的主要原因为未用或未坚持采用避孕措施（55.4%）。

吴世仲等对四川省的人工流产调查结果显示，应用宫内节育器失败以位置不正常（33%）、节育器变形（29%）、带器怀孕（24%）和节育器脱落（14%）为主要原因。80% 的妇女在使用避孕套前未进行是否完好的检查。口服药物应用中未按规定服药（42%）和忘记服药（29%）的比例高，药物变质亦占 3%。涂平（1995）的研究结果显示，由于计生服务人员的技术水平、服务对象的配合程度等方面存在的差异，新型避孕方法（T铜环）在农村的实际使用效果明显低于临床试验结果，一年累积怀孕率和脱环率分别达 5%。

性病、生殖道感染（Reproductive Tract Infections，RTIs）是目前国际上特别关注的一个重要的生殖健康问题，在发展中国家生殖健康的水平与发达国家相差甚大。早婚、早育、不安全流产，缺乏孕期保健和产时照顾，使母婴死亡率仍居高不下。Klouman

（1997）在坦桑尼亚，对乞立马扎罗LIJ农村地区全村人口进行的 HIV 和 RTIs 调查，HIV感染率为女性 1.9%、男性 0.7%，其中 15～44 岁的女性占 4.3%、男性占 1.6%。对 1163 名越南妇女的调查显示，有 43.6% 的女性在调查前的六个月里曾经患过 RTI，其中白带异常占 78.3%，下腹疼痛占 46.7%，生殖器溃疡占 3.6%（Go，2002）。

高燕秋、肖勤等（2000）研究表明，我国育龄人群的生殖道感染／性传播疾病的患病率远远高于社区诊断和临床诊断水平，其中一个重要原因就是患者本人并不知晓已经患有性传播疾病。

姚筱红等（2007）调查结果显示，遵义市城乡妇女 10 年妇科普查率 37.09%，患病率 34.28%。前 5 种疾病分别为滴虫性阴道炎、宫颈糜烂、淋病、尖锐湿疣和妇科肿瘤。生殖道感染仍然是妇女常见病，滴虫性阴道炎及宫颈糜烂仍是当今防治的重点。焦丽、黄元英（2005）和周凤荣等（2003）的调查也支持上述研究，认为宫颈炎、阴道炎对妇女健康危害较大，是重点防治的疾病；围绝经期妇女是生殖道疾病的重点防治对象。和丽梅等（2000）对云南省少数民族地区已婚育龄妇女的生育健康卫生需求调查发现，医院分娩率、产前检查率和产后访视率较低，家属接生和旧法接生率较高，已婚育龄妇女的文化程度和经济收入低，节育器的使用率最高达到 46.8%，但是未采取任何避孕措施的仍达 25.5%。认为提高家庭经济收入，加强已婚育龄妇女的文化知识教育，特别是健康教育和改变健康观念，才能提高已婚育龄妇女的卫生需求和利用及生命质量。耿庆茹等（2005）用生物、心理、社会医学模式的观点分析西安市农村已婚妇女生殖健康的影响因素，得出结论：该地区的农村已婚妇女的生殖健康状况与世界卫生组织所提出的“2015年人人享有生殖健康”的卫生战略目标差距较大；在节育措施、生育文化、健康知识的获得和整体身体素质方面，农村已婚妇女都处于不利境况。孙晓筠等（2003）对山东省农村妇女生殖健康的调查也得到类似的结论。贺录鹏等（2007）对 1390 例农村已婚育龄妇女的调查发现：农村已婚育龄妇女生殖道感染发病率为 63.24%，有症状比例仅占 57.00%，个人卫生、经期卫生、性卫生较差。并建议生殖道感染的干预要动员社会多方面力量，发挥多学科优势，采取综合性、连续性防治措施。曾莉萍等（2006）研究表明：年龄、职业、经济状况、是否经常清洗外阴等因素对妇女生殖道感染性疾病有影响。认为育龄妇女人群生殖道感染性疾病严重，应针对妇女生殖道感染的危险因素进行干预。

也有不少专家对中老年妇女保健进行了研究，使激素替代疗法（HRT）的使用和老年低雌激素相关疾病（冠心病、骨质疏松症）的防治等都取得长足的进步。张淞文等（2002）研究表明：雌激素替代治疗是防治更年期综合征的有效方法，但围绝经期妇女对这一知识的知晓率仅为7.90%，使用者仅占绝经妇女的 4.40%，郊区极显著低于城区。黄薇等（2003）对成都市围绝经期妇女生殖健康状况的现状调查发现：成都市妇女的平均绝经年龄是 48.1 岁。有 60% 的妇女在绝经前出现月经紊乱，一半左右的绝经妇女在围绝经期出现潮热盗汗等围绝经症候群，但是，仅不足一半的妇女因此就诊。同时也指出：中老年妇女在围绝经期和绝经后有许多绝经相关症状，应引起高度重视并采取有针对性的措施。张剑萍等（2008）研究发现：围绝经期综合征发生的主要影响因素为年龄、孕次及目前月经状况。林竹琴（2006）研究指出：因多种原因广大农村中老年妇女生殖健康状况较差，她们迫切需要生殖健康优质服务，在生殖保健工作中，对中老年妇女更需要计划生育服务工作者的加倍关心。

但是，张兰云等（2005）指出：我国对中老年妇女的生殖健康的研究与西方发达国家相差很远，无论从医疗保健角度，还是社会经济的发展，都迫切需要开展针对中老年妇女生殖健康的调查和研究。我国人均寿命延长，而老年妇女的绝经年龄没有变化，因此，按照目前妇女的平均寿命计算，妇女在其绝经后度过的时间占其整个生命的 1/3 ~ 1/2。如此长时间地生活在绝经后雌激素低下状况中，对其身体和生活不可避免地有一些不利影响。因此，开展对我国中老年妇女生殖健康的研究任重而道远。

上述研究主要涉及女性避孕方法的有效性和副作用，生殖健康知识与人口学特征的关系，育龄妇女人流、非意愿妊娠与避孕知识知晓率、避孕方法的有效率的关系，减少非意愿妊娠的方法，性病、生殖道感染，以及中老年妇女保健等方面。

（二）对男性生殖健康的研究

男性是直接和间接影响妇女和儿童生殖健康状况的重要行动者。国内外已有不少学者研究发现，在生殖健康研究中欠缺男性的参与，呼吁生殖健康项目应包括男性。调查男性生殖健康状况及其对生殖健康服务的需求，分析其影响因素的研究也逐步开展起来。2003 年 Bischof 等对尼加拉瓜妇女的性病和宫颈癌的患病情况和危险因素的研究发现，男性的性乱与女性子宫的高度磷状上皮化损害有关。不负责任的男性性行为也是非意愿妊娠及性病蔓延的主要原因。

联合国在 1994 年就号召应该强调男性分担亲子、性行为和生殖行为，其中包括计划生育、胎儿健康、母亲和小孩健康、STDs/HIV 的预防、防范非意愿妊娠和高危妊娠、避孕、家庭收入、小孩教育、健康和营养，以及促进小孩的性别平等等义务。同年联合国人口基金声称，我们的目的是全方位地促进性别平等，使男性对其性行为和生殖以及他们的社会家庭任务负责。

从全国卫生统计年报资料中可见，2000 年和 2001 年全国参加婚前检查的男性中，生殖系统疾病的检出率分别为 3.84% 和 4.17%，分别占检出疾病的 43.6% 和 42.49%。2002 年沈干对 3279 名干部的健康体检结果分析发现，中老年男性前列腺增生的患病率高达 50%。李振奇等（2000）对某部队新入伍的男战士调查发现，前列腺炎的发病率为 15.33%。刘云嵘等的研究结果显示，男性避孕方法在中国的现用率较低，避孕套的现用率为 3% 左右，男扎的现用率为 11%，远远低于女扎（35%）。2005 年王洪通等对江西九江市的 1080 名男性生殖健康保健服务需求调查显示，患前列腺炎的有 7.4%，性欲低下的有 10.9%，生殖系统疾病患病率较高。1999 年曹长生等对上海市徐汇区 1997 年的 8968 份婚前检查资料的分析显示：婚前检查中男性生殖系统疾病的检出率为 10.82%，占检出各系统疾病的 70.6%，男性生殖系统疾病检出率明显高于女性。说明为男性提供生殖健康知识的必要性。建议制定出有利于男性参与计划生育的鼓励性政策，大力宣传男性参与计划生育的必要性和重要性，唤起男性参与计划生育的意识和责任感。

据何叶林（2004）的研究报告揭示：40～70岁男子中有 40% 的人至少存在两种以上的中老年男性雄激素部分缺乏综合征（PADAM）症状，可表现为：①血管运动症状，潮热、过度出汗、烦躁、心悸、失眠多梦；②体能症状，肌力下降、肌肉松弛、体力下降、耐力下降、腹型肥胖等；③神经心理症状，自我感觉不良、健忘、抑郁、生活兴趣下降、易忧伤、易恐惧、注意力不集中；④性功能症状，性欲减退、性刺激反射减弱、性活动减少甚至勃起功能障碍（ED）。而症状的种数随年龄的增长而增多，65~70 岁没有任何 PADAM 症状者只占 3% 左右。国家人口计生委科研所男性临床研究室开展的男性健康调研结果也显示，40 岁以上男性是迟发性性腺功能减退症（LOH）的高发人群；四成以上的中老年男性患有 LOH；而雄激素睾酮水平“走下坡路”后会带来健康连锁危机，如腹部肥胖、糖尿病、心血管疾病等。正确认知，及早自测，规范就医，将有效规避误区、减少疾病风险。

王瑞平等（2007）对上海市核心家庭男性参与生殖健康的情况进行了研究，探讨可能的影响因素，为进一步实施干预措施、提高家庭成员的生殖健康水平提供依据。结果他们发现，上海市核心家庭男性参与生殖健康的状况良好，但年龄、文化程度以及职业之间存在明显的差异。建议开展有针对性的干预措施。朱伟勇等（2008）对流动人口育龄男性生殖健康状况与精液质量分析发现，大多数流动育龄男性生殖健康状况不容乐观，以及其精液质量较差（均符合WHO参考标准的男性为 30.43%）。

方小玲等的研究发现，成年男性普遍缺乏生殖健康知识和必备的保健意识，存在不同的生殖健康问题，希望获得更多的生殖健康知识和有效的咨询服务，建议通过多途径大力宣传生殖健康保健知识，发挥计生服务网络和妇幼保健网络优势，为不同年龄段男性提供满意安全的生殖健康咨询服务。庄声洲等（2004）对珠海市中老年男性生殖健康及服务需求调查研究发现：研究对象对生殖健康较了解的仅占 11.4%，对男性更年期的了解也只占7.8%，大多数人渴望得到生殖健康知识教育。

谷翊群（2006）指出：世界上很多民意测验报告显示，参与测试的 65%～90% 男性愿意使用避孕方法。许多研究也重复表明，更多可供选择的避孕方法能够增加避孕措施的使用率和降低生育力。因此，迫切需要研发或改进男性避孕节育方法。

目前对于男性生殖健康的研究主要包含对男性生殖健康状况及其对生殖健康服务需求的调查、男性生殖系统疾病的诊断和治疗、男性雄激素部分缺乏综合征（PADAM）症状和迟发性性腺功能减退症（LOH）的研究，以及影响男性生殖健康因素的研究。

（三）青少年生殖健康研究

青少年是指从童年期向成人期过渡的一个转变时期。世界卫生组织把 10～24 岁这个年龄段的人群称为青少年。当今， 10～24 岁的青少年已经成为在历史上人数构成最多的一代。全世界 10～24 岁的青少年已超过 17 亿人。在中国，15～24 岁的人口数占总人口数的16%，约有 2 亿人（陈忆，2005）。

青少年处于生长发育的关键时期，是生命的特殊阶段，青少年的健康直接影响着我国的未来人口素质。他们对青春期发育、避孕、性病和艾滋病及其他生殖健康知识均有了解，但他们的知识大多支离破碎，不系统，不全面，有的甚至是错误的。不同特征的青少年对知识的认识在深度和广度上也存在差异。如齐玉玲等对 12～18 岁青少年学生调查发现，学生对青春期生理知识一知半解，只有 51.77% 的学生知道女孩子 12～13 岁开始有月经，仅 54.02% 的学生知道“第二性征”，对自我保健知识知道甚少。在列出的 6 种性传播疾病中，认识淋病、梅毒、艾滋病 3 种传播疾病的只占 39.23%，对艾滋病传播方式，仅 57.74% 的学生知道其中两种。49% 的学生可以选择至少 1 种避孕方法避免受孕，但有学生错误地认为人工流产也是一种避孕方法，认识不到人工流产的危害。李爱兰等对北京市大学生的调查发现，90% 以上学生都听说过艾滋病、淋病和梅毒 3 种性传播疾病，但对其传播途径的平均得分仅为 15 分（总分 42 分）。崔念等对成都 15 ~ 22 岁青少年调查发现，生理卫生知识男性平均得分 71.48（满分为100），女性平均得分 73.42，男女无差别。上海市一项对婚前检查者的调查发现，有 46.9% 的人不知道月经周期的哪一段为易孕期，仍有 28% 的女青年不知道偶尔性生活后会怀孕，对性病、艾滋病知识有一定认识，但不足。

中国青少年的婚前性行为有上升趋势，但避孕知识十分欠缺，采取有效避孕措施的比例很低。例如，赵鹏飞等的研究结果显示，上海医学院校未婚学生中承认有过性行为的比例女生为 9%，男生为 7%，高年级学生婚前性行为发生率达 15% ~ 20%。有过性经历的学生中，近 25% 承认曾有过 2 个以上性伴。首次性交平均年龄男生为 19.7 岁，女生为 20.5 岁。青少年生殖健康问题已成为一个不容忽视的严峻问题，需要全社会来关注。应广泛深入地为青少年提供性健康教育，为青少年提供生殖保健服务，以提高青少年生殖健康水平。戴梅竞（2001）和赵更力（2005）等的研究也发现，青少年普遍缺乏有关性与生殖健康相关知识，建议生殖健康教育应从小抓起。我们 2006 年的研究也显示：随着年龄和年级的增加，大学生的性爱行为等级也增加；性观念越开放，其性行为等级越高；被调查者中 44.2% 在谈恋爱，18.3% 有性生活；大学生对于婚前性行为普遍持较宽容的态度，在校高年级大学生发生婚前性行为的比率较高，但大学生的性健康和避孕知识较贫乏，高校应该开设性健康和生殖健康课程。

我国已开展了很多针对青少年生殖健康状况和婚前性行为的研

究，然而少见有关少数民族未婚青年生殖健康状况的研究。本研究选择世居贵州的布依族、水族、仡佬族、侗族未婚青少年作为研究对象，了解他们的性行为、使用避孕措施、生殖系统疾病、生殖健康方面的知识水平等状况，分析民族传统风俗习惯、经济、文化等因素对他们的影响，为在民族地区因地制宜、分类指导地实行计划生育生殖健康优质服务提供参考信息。

（四）少数民族生殖健康研究

由于历史发展、宗教信仰、地理气候、传统习俗及文化水平的不同，造成了少数民族之间生殖健康状况的差异（高尔生，1997）。俞顶贤（1988）和严汝娴（1986）研究发现，苗族和彝族流行姑舅表兄妹间的探亲结婚，一定程度上造成了这两个民族的婴儿死亡率高。穆斯林妇女认为节育是违背真主的前定，会失掉信仰，并且认为带避孕环，死后不能进入天国，因此其节育率非常低（张天路，1989）。张荣莲（2003）对 7367 例畲族妇女生殖健康状况进行了调查研究，得出结论：畲族妇女存在的生殖健康问题较多，其影响因素主要是缺乏科学的预防保健知识。但是，我们通过资料查询发现：关于目前少数民族生殖健康研究的特点是资料少和资料陈旧。

上述研究大多或是从纯医学的角度来研究生殖健康，或只就青少年、育龄妇女或老年人对生殖健康的需求来进行研究，却较少从人口学和社会学的角度去研究和挖掘影响人口生殖健康的因素，更未见对苗、侗、布依、仡佬和水族少数民族人口生殖健康影响因素和促进战略问题的研究。本研究就是希望通过对苗、侗、布依、仡佬和水族少数民族人口生殖健康状况的调查，探索出影响少数民族人口生殖健康的因素，并提出促进战略改进的建议和方案。

第二篇

贵州省概况

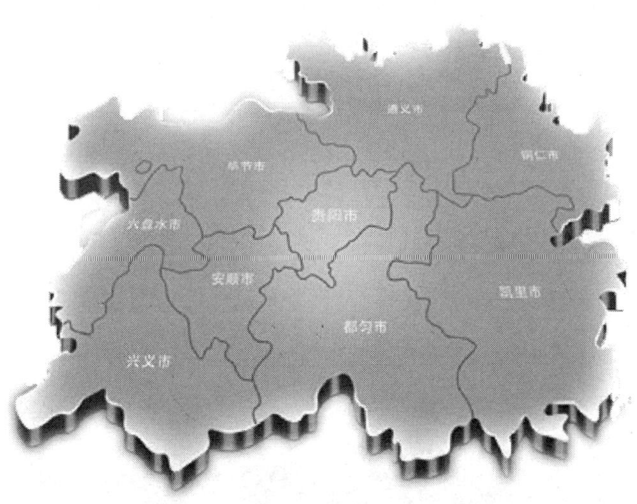

第九章　贵州自然环境与经济发展概况

一、自然环境

贵州省简称“黔”或“贵”，位于我国的西南部。是一个山川秀丽、气候宜人、资源富集、民族众多的内陆山区省（见图 2.1）。贵州地貌属于中国西部高原山地，地势西高东低。西部海拔 1500 ~ 2800 米，中部海拔 1000 米左右，北、东、南三面河谷地带海拔在 500 米以下。全省国土面积 17.61 万平方千米，约占全国国土总面积的 1.8%。贵州地处云贵高原，与湖南、四川、重庆、云南和广西毗邻，省会贵阳市距重庆长江口岸 300 千米、距广西北海直距约 500 千米，具有近江、近海、近边的相对区位优势，是西部大开发的沃土。

贵州能源资源富集，是正在建设的南方重要的能源基地。贵州以“江南煤海”著称，煤层中还蕴藏着丰富的可供开发利用的煤层气。能源水火互济的资源和良好的开发基础，在实施“西电东送”战略中具有得天独厚的优势。

贵州矿产资源丰富，有中国矿产资源宝库的美誉。全省已发现矿产 110 多种，其中有 76 种探明了储量，有 40 种保有储量排在全国前 10 位，有 22 种列 1 ~ 3 位。金矿储量居全国第 12 位，是国内新崛起的黄金生产基地。

贵州生物种类繁多，是中国的生物资源大省。全省有野生动物资源 1000 余种，黔金丝猴、黑颈鹤等 14 种动物被列为国家一级保护动物，占全国同类动物总数的 13%。全省森林覆盖率 30.8%，各类建设用材和桐油、生漆、楠竹、松香等林产品享誉四方；有 70 种珍稀植物列入国家珍稀濒危保护植物名录，其中银杉、珙桐、秃杉、桫椤等珍稀植物被列为国家一级保护品种；有食用野生植物 500 多种，工业用野生植物 600 多种，绿化、美化及抗污染野生植物 240 多种；有药用植物 3700 多种，占全国中草药品种的 80%，是中国四大中药材产区之一，天麻、杜仲、厚朴、黔党参、何首乌等名贵药材驰名全国。农作物植物品种也较为丰富，粮食作物以水稻、玉米、小麦、薯类为主；经济作物以烤烟、油菜籽为主要品种。

贵州地处长江、珠江上游，有 69 个县属长江防护林保护区范围，境内长江流域面积 11.57 万平方千米，珠江流域面积 6.04 万平方千米，是长江珠江上游地区的重要生态屏障，是西部大开发生态建设重点区域。

岩溶地貌发育是贵州的一大特点，全省岩溶地貌面积占 61.9%，是世界上岩溶地貌发育最典型的地区之一。贵州的气候温暖湿润，类型复杂多样，属亚热带湿润季风气候类型。平均气温在 22～25℃ 之间。具有冬无严寒、夏无酷热、降水丰富、雨热同季的气候特点。气候的地区差异和垂直差异比较明显，河谷低洼地带气温较高，地势较高的地方气温较低，形成“一山有四季”、“十里不同天”的气候特征。

贵州是迷人的“天然公园”。自然风光神奇秀美，山水景色千姿百态，溶洞景观绚丽多彩，野生动物奇妙无穷，山、水、洞、林、石交相辉映，浑然一体。闻名世界的黄果树大瀑布、山水秀美

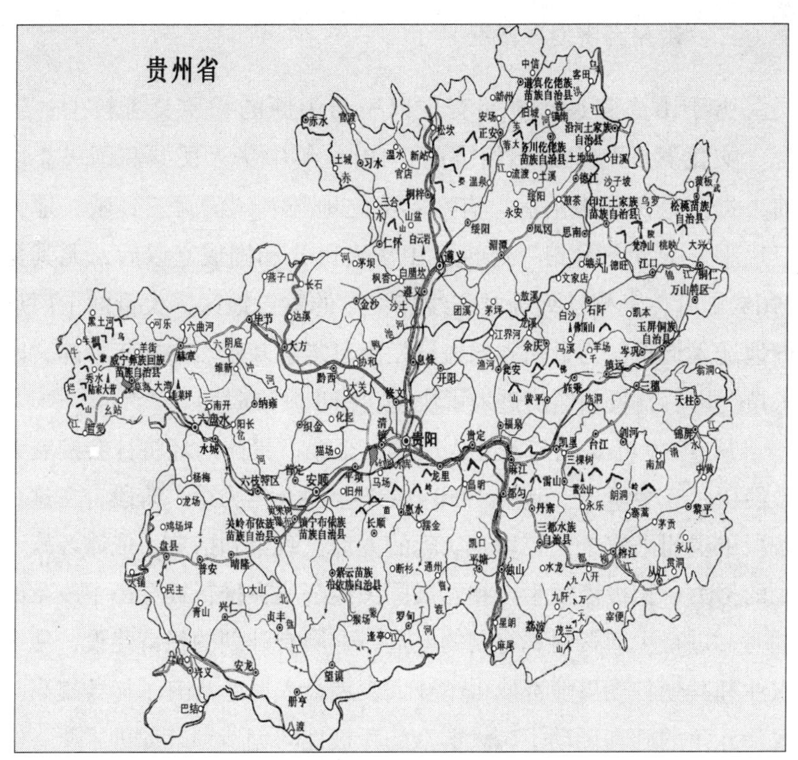

图 2.1 贵州省地图

数据来源：2008年自：http://www.maptown.cn/China/GuiZhou/114/

精巧，景致古朴幽静的世界遗产小七孔、龙宫、织金洞、马岭河峡谷等国家级风景名胜区，以及铜仁梵净山、茂兰喀斯特森林、赤水桫椤、威宁草海国家级自然保护区，犹如一串串璀璨的宝石，五光十色，令人目不暇接、流连忘返。以遵义会议会址和红军四渡赤水遗迹为代表的举世闻名的红军长征文化，更让人驻足凭吊、追思缅怀。多民族悠久灿烂的历史文化、浓郁神秘的民族风情，以及冬无严寒、夏无酷暑的宜人气候，使贵州成为理想的旅游观光和避暑胜地。

二、贵州经济发展概况

由于山高路远，贵州有史以来与中原的物质交流较少，经济、文化发展与中原不相协调。1949 年中华人民共和国成立以前，贵州经济贫穷落后，有“不毛之地”、“天无三日晴、地无三尺平、人无三分银”之说。中华人民共和国成立以后，尤其是 1965 年后，贵州被列为“三线建设”的重点地区，大量的工厂从内地迁入贵州，为贵州省的经济发展奠定了基础。1979年粉碎“四人帮”以后，贵州经济进入了快速、稳步发展时期。

从 1949 年贵州省建立人民政权至今，贵州的经济社会发展大致经历了 3 个阶段：其中 1950~1957 年的 8 年为第一阶段，在这一阶段中贵州采取了比较切合实际的方针、政策和措施，依靠各族人民的努力，积极恢复生产和发展国民经济。在推行社会民主改革的同时，进行生产资料私有制的改造，开展有计划的经济建设，使工农业和其他各项事业都取得了较大发展，人民生活有了显著提高。政治斗争的胜利调动了广大群众的积极性与创造性，促进了全省经济的恢复与发展。全省国民生产总值平均每年增长 11.2%，国民收入平均每年增长 10.7%，农业生产总值平均每年增长 6.8%，工业生产总值平均每年增长 15.3%。1957 年，全省人均消费水平达到 70 元，全省全民所有制职工的平均工资为 462 元，农民人均纯收入 64 元，比新中国成立初期分别增长了近 2 倍、1.5 倍和 2.8 倍。

1958~1978 年的 21 年间为第二阶段，在这一阶段中央和地方为贵州省的建设进行了大量投入，建立了一定规模的物质技术基础。但由于缺乏社会主义建设的经验，出现了“左”的干扰，尤其是“文化大革命”的干扰，使经济建设出现了徘徊和不平衡增长。综合经济水平有所提高，但国民经济发展的稳定、协调性差。

到 1978 年，全省国民生产总值达到 46.42 亿元，是 1957 年的 2.02 倍，平均每年仅增长 3.4%；国民收入达到 41.62 亿元，是 1957 年的 1.98 倍，平均每年仅增长 3.3%；而农业生产出现徘徊现象，全省农业总产值平均每年只增长了 0.7%。生产比例不相协调，积累偏高。1978 年，全省人均消费水平 140 元，城镇居民家庭人均生活费收入 257 元，农民人均纯收入只有 109 元，与 1957 年相比虽有增加，但若扣除物价上涨因素，则增加得很少。

党的十届三中全会后，贵州经济进入了高速发展的第三阶段。到 1990 年，全省国民生产总值 254.87 亿元人民币，是 1978 年的 5.47 倍，平均每年增长 9.2%；国民收入 209.85 亿元，是 1978 年的 5.04 倍，平均每年增长 8.3%；全省总产值 440.23 亿元，是 1978 年的 5.0 倍，平均每年增长 8.5%；地方财政收入 36.08 亿元，是 1978 年的 5.8 倍，平均每年增长 15.7%。

1990 年以后，贵州经济进入可持续发展时期：经济发展相对平稳，到 2004 年全省生产总值达到 1591.90 亿元（见图 2.2），人均 GDP 为 4215 元。产值构成由原来的以第一产业为主，转为第二产业渐渐占主要地位，第三产业迅速增长的格局（见图 2.3、图 2.4）。城乡人民生活水平显著提高：2004 年，城镇居民可支配收入为人均 7322 元，是 1990 年的 6.01 倍；农民人均纯收入 2004 年为 1722 元，是 1990 年的 3.96 倍（见图 2.5、图 2.6）。

贵州经济从落后到发展取得了可喜的成绩，然而与全国相比还存在很大差距。2004 年的统计资料表明，贵州的总产值位于全国 31 个省市自治区的第 26 位。规模以上工业增加值全国排名第 27位，农业产值排名第 22 位。人均生产总值（GDP）全国倒数第一。职工平均收入全国排名第 25 位，城镇居民人均可支配收入排名第 30 位，农民人均收入排名第31 位。究其原因，一是基础薄弱，资源开发程度相对较低：目前全省主要矿产资源的煤炭资源开发率不到 10%，磷开发率约 3%，铝土矿开发率约5%。二是发展不平衡：与全国相比，工业产值占总产值的比重偏低。且贵州省的工业布局大中城市相对集中，2004 年统计结果表明，占全省 54.4% 的城市人口完成了 84% 的全省生产总值，且 42.4% 的地级市人口完成了 65.2% 的全省生产总值。规模以上工业产值城市占 92.5%，地级市占 71.2%。同时，它们也占了全省 74.4% 和 61.6% 的社会消费品零售额，以及 84.1% 和 68.2% 的城乡居民储蓄余额。

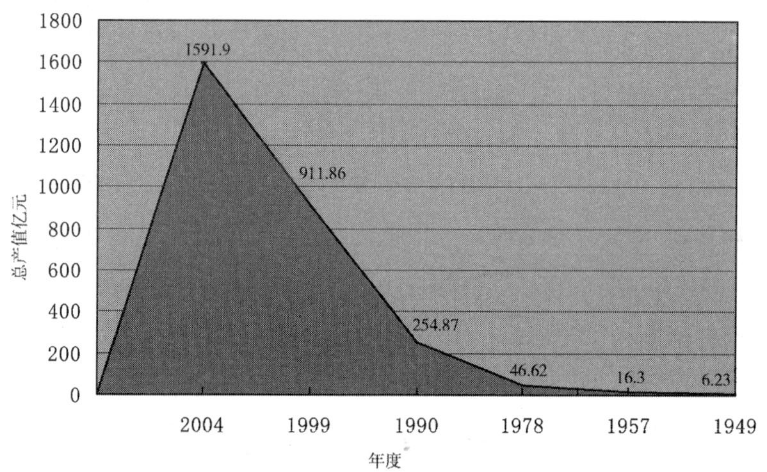

图 2.2 贵州全省总产值增长图

数据来源：贵州省2000年人口普查资料、贵州省情、贵州统计年鉴等

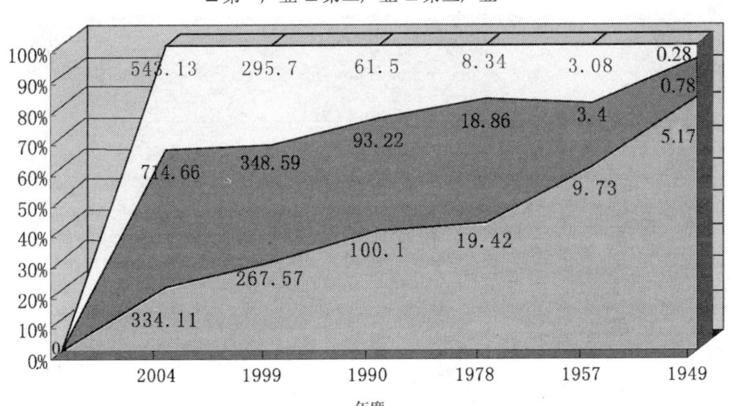

图 2.3 贵州经济产业结构变化图

数据来源：贵州省 2000 年人口普查资料、贵州省情、贵州统计年鉴等

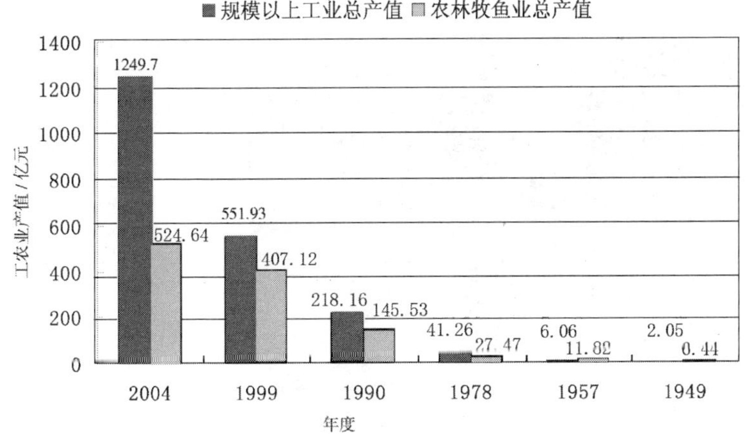

图 2.4 贵州工、农业产值增长变化图

数据来源：贵州省2000年人口普查资料、贵州省情、贵州统计年鉴等

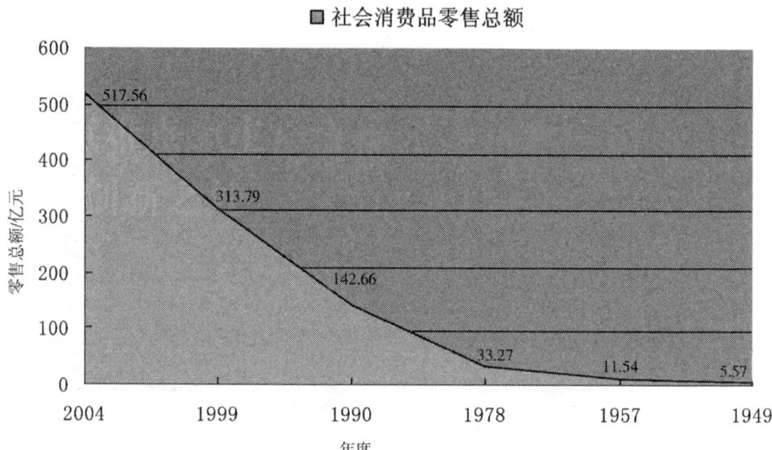

图 2.5　贵州社会消费零售额变化图

数据来源：贵州省2000年人口普查资料、贵州省情、贵州统计年鉴等

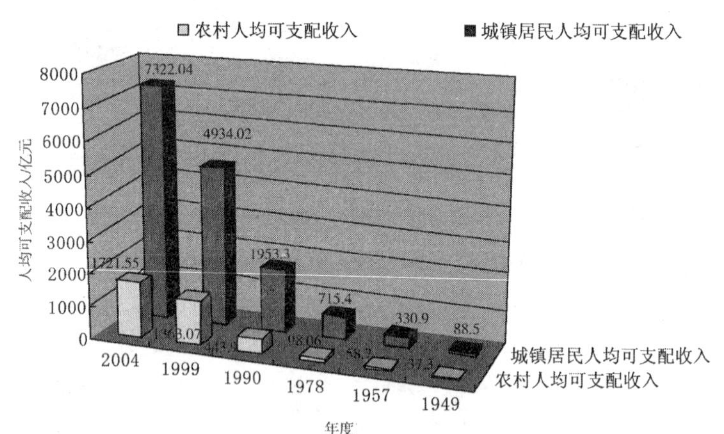

图 2.6　贵州人均可支配收入变化图

数据来源：贵州省2000年人口普查资料、贵州省情、贵州统计年鉴等

第十章　贵州省人口概况

据文献记载，公元前82年，贵州有人口6万人；1839年，贵州有人口538万人；1925年，贵州有人口1129万人；1949年中华人民共和国成立时，贵州有人口1416.4万人，占全国总人口的2.6%。以上记录表明，清朝以前贵州人口增长缓慢，以后增长速度逐渐加快，在全国人口中所占比重逐渐增大。

新中国成立后，贵州省人口进入了快速增长期。到2000年第五次全国人口普查时，贵州省已有人口3524.77人，接近新中国成立时的2.5倍，占全国人口的比重接近2.8%。贵州省现有人口约3900万人，是一个多民族聚居的省份。全国55个少数民族在贵州人口中都有，少数民族人口约占全省人口的38%。全省有3个民族自治州、11个民族自治县、46个民族区域自治的县级行政区、254个民族乡，民族乡的数量居全国第1位。少数民族自治地方面积占全省面积的55%以上。在贵州，少数民族人数最多的是苗族，有430多万人；最少的是裕固族，只有1人。在贵州世居的少数民族有17个。

中华人民共和国成立前，因中国数千年的封建统治封闭而落后，对于少数民族采取“以夷治夷”的政策，许多少数民族部落以奴隶制或半封建化的社会制度存在。云贵高原的大山构筑了天然的屏障，山高水长，隔断了贵州少数民族民众与外界的沟通和联系。封建朝庭的掠夺、部族的纷争既增加了民族之间的矛盾，也促进了民族之间的融合。贵州各民族以独居、混居等方式生存、生息与发展，民族文化各有特色且相互渗透。悠久悲壮的民族历史造成了少数民族社会发展落后的现实，源远流长的民族文化又为贵州省旅游事业的发展增添了无穷的活力。新中成立以后，在中国共产党的英明领导下，在党的民族政策正确指引下，少数民族的社会生活发生了翻天覆地的变化。尤其是改革开放以来，深山中的少数民族群众有了更多地与外界交流和沟通的机会，更多地融入到主流社会发展中。与此同时，少数民族地区的文化、教育、社会稳定、妇女问题、人口素质等问题都成为党和国家所关心的重要问题。在对少数民族的保护与研究当中，人口生殖健康是必不可少的研究课题之一。

一、贵州人口的发展变化特点

（一）人口增长过快的势头有所缓解

历年来的人口普查资料证实，贵州省人口的增长由 1964 ~ 1982 年的 2.87% 降到 1982 ~ 2000 年的 1.59%。

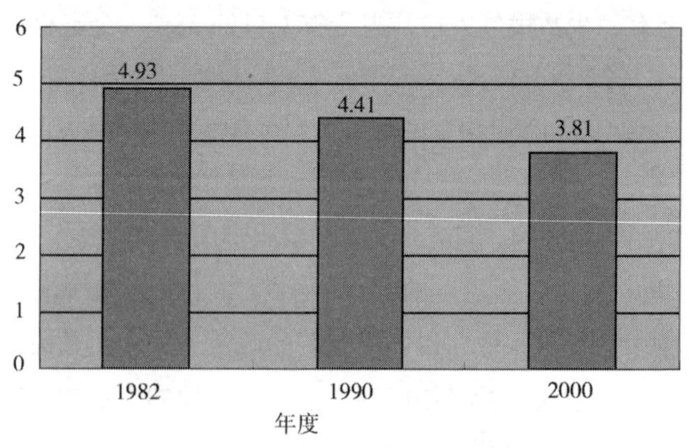

图 2.7　贵州省家庭人口规模变化

数据来源：贵州省第三次、第四次、第五次人口普查资料

（二）家庭规模缩小

据人口普查统计，1982 年贵州家庭户均人口 4.93 人，1990 年为4.41 人，2000 年为 3.81 人，平均每 10 年减少 0.5人（见图 2.7）。

（三）总人口性别比呈上升趋势

据人口普查统计，全省人口男女性别比 1982 年为 105.24，1990 年为 107.35，2000 年为 110.02，呈上升趋势，且高于全国平均水平（图 2.8）。

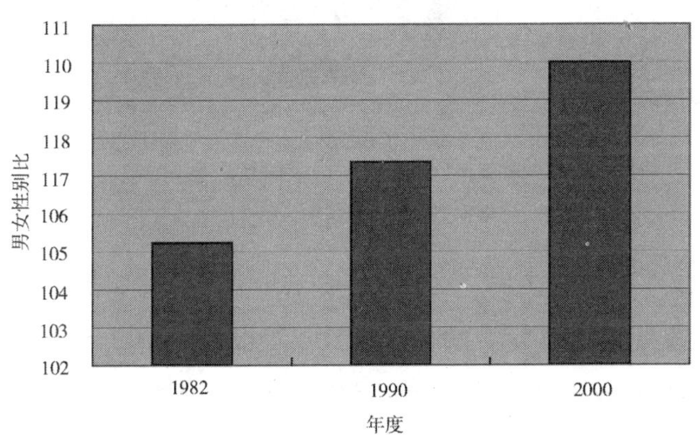

图 2.8　贵州人口男女性别比变化

数据来源：贵州省第三次、第四次、第五次人口普查资料

（四）人口文化素质不断提高

据 2000 年人口普查统计，在 6 岁以上人口中，具有小学以上各种文化程度的人口有 2529.94 万人，占全省总人口的 80.87%，而 1982 年人口普查时具有小学以上各种文化程度的人口仅为 26.25%，1990 年人口普查时具有小学以上各种文化程度的人口仅为 56.78%。

具有大专以上文化程度的，2000 年有 67.5 万人，占 6 岁以上人口的 2.16%，是 1982 年的 11.09 万人的 6 倍，是 1990 年的 25.12 万人的 2.7 倍（见图 2.9）。

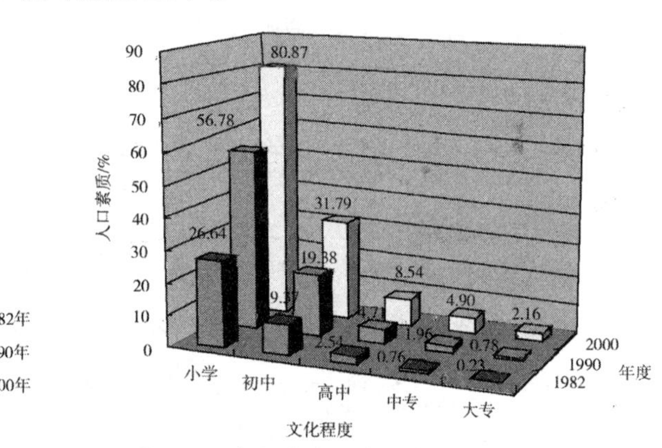

图 2.9　贵州省人口素质变化图

数据来源：贵州省第三次、第四次、第五次人口普查资料

（五）人口出生率、死亡率、自然增长率、总和生育率下降

据贵州省 1998 年、2000 年统计年鉴报告，2000 年全省人口出生率为 20.59‰，比 1990 年的 23.09‰ 有所下降，比 1982 年下降 4.12 个千分点；2000 年死亡率为 7.53‰，比 1990 年的7.90‰ 有所下降，也略低于 1982 年的 7.60‰；2000 年自然增长率已达到 15‰ 以下（13.06‰），而 1982 年和 1990 年均在 15‰ 以上，分别为 17.2‰和 15.19‰；2000 年贵州省总和生育率为2.19，低于 1990 年的 3.03 和 1982 年的 4.39。

（六）人口年龄由年轻型向成年型过渡

全省 0 ~ 14 岁少年儿童人口比重 1982 年为 40.88%，1990 年为 32.53%，2000 年为 30.17%，呈下降趋势。65 岁以上老年人 1990 年有 143.99 万人，占总人口的 4.44%；2000 年有 210.3 万人，占总

人口的5.96%，呈上升趋势。

（七）人口平均预期寿命提高

根据“三普”、“四普”和“五普”资料编制的生命表显示，2000年贵州人口平均预期寿命67.21岁，比1989年的平均预期寿命65.38岁高1.83岁，比1981年的61.35岁提高5.86岁。

（八）少数民族人口增长速度较快

人口普查结果报告，1990年贵州省少数民族人口占全省人口的34.69%，与1982年相比，全省少数民族人口增长了51.37%；2000年少数民族人口占全省人口的比重达到了37.84%。少数民族人口的增长速度远高于汉民族的增长速度。

二、人口构成

据2000年12月31日24时第五次人口普查结果，贵州省有人口3524.77万人。在全国30个省（市、自治区）据第17位，约占全国人口的2.8%。

（一）年龄结构

观察2000年贵州人口年龄金字塔（见图2.10）可以看出图形上有3处明显的凹陷，分别是0～4岁、15～19岁、40～44岁。2000年贵州人口年龄构成的各项指标为：0～14岁少年儿童人口数1063.30万人，占总人口的30.17%；65岁及以上老年人口数为210.30万人，占总人口的5.97%。老少比为19.79%，年龄中位数为27.18岁。用国际通用的类型标准来判定，贵州2000年人口年龄结构的类型属于成年型末期，各项判断指标都已非常靠近老龄型标准。

	男女合计	男性人口	年龄	女性人口	性别比分布	性别比
	535		100岁以上			0.4153
	3434		95-99岁			0.4821
	15615		91-94岁			0.4853
	72776		85-90岁			0.5916
	180620		80-84岁			0.7246
	324462		75-79岁			0.8694
	623426		70-74岁			1.0023
	882098		65-69岁			1.0432
	1204286		60-64岁			1.0606
	1328193		55-59岁			1.059
	1611181		50-54岁			1.0641
	1981931		45-49岁			1.0483
	1709663		40-44岁			1.0767
	2546932		35-39岁			1.0797
	3267008		30-34岁			1.0968
	3419832		25-29岁			1.1042
	2646330		20-24岁			1.1089
	2795607		15-19岁			1.2408
	3921609		10-14岁			1.1059
	3485257		5-9岁			1.1493
	3227009		0-4岁			1.10544
全省总计	35247695	18464477		16783218	1.0	1.10018

图 2.10 贵州 2000 年人口年龄金字塔

数据来源：贵州省第五次人口普查资料

（二）性别构成

贵州省第五次人口普查数据显示：男性人口 18464477 人，占总人口数的 52.38%，女性人口 16783218人，占总人口数的 47.62%，性别比为 110.018。

（三）地域构成

贵州少数民族自治区域人口的密集度相对偏低，山区平原及丘陵地带的人口密集度相对山区较大。各地区（州、市）的人口与密度（每平方千米的人数）如表 2.1 和图 2.11 所示。

（四）城乡构成

贵州省人口以农业人口为主，其中农村人口占人口总数的 76%，非农村人口占 24%；城市人口仅占 12%（见图 2.12）。

（五）职业与行业构成

贵州省人口职业与行业构成如图 2.13 和图 2.14 所示。

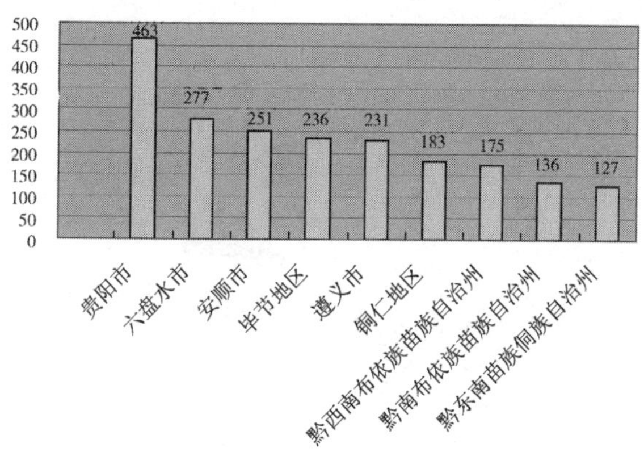

图 2.11　贵州省各地、州、市人口密度排列图

数据来源：贵州省第五次人口普查资料

表 2.1　贵州省地州市人口分布

地区	人口数	性别比例	区域面积（平方千米）	人口密度
贵阳市	3718449	110.84	8033.8	463
六盘水市	2744085	111.72	9913.9	277
遵义市	6543860	107.92	28271.3	231
安顺市	2331741	109.43	9285.2	251
铜仁地区	3302625	108.28	18007.4	183
黔西南布依族苗族自治州	2864920	108.09	16341.8	175
毕节地区	6327471	111.59	26849.7	236
黔东南苗族侗族自治州	3844697	112.46	30337.2	127
黔南布依族苗族自治州	3569847	109.94	26172.4	136

数据来源：贵州省第五次人口普查资料。

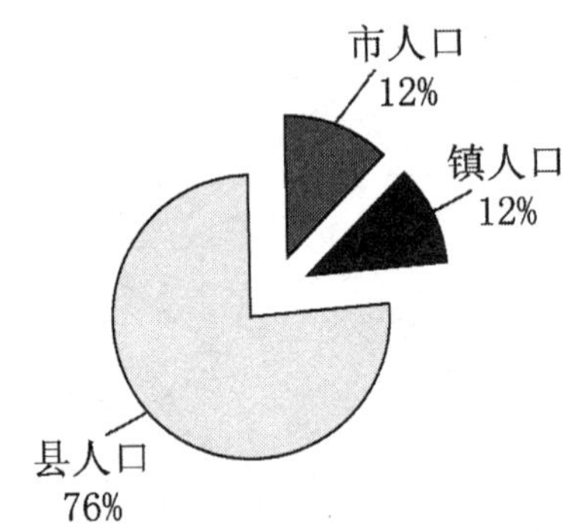

图 2.12　贵州省人口的城乡构成

数据来源：贵州省第五次人口普查资料

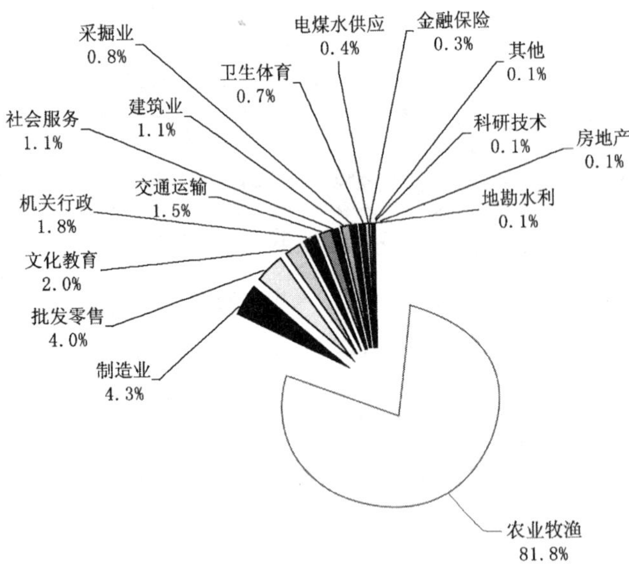

图 2.13　贵州省人口的行业构成

数据来源：贵州省第五次人口普查资料

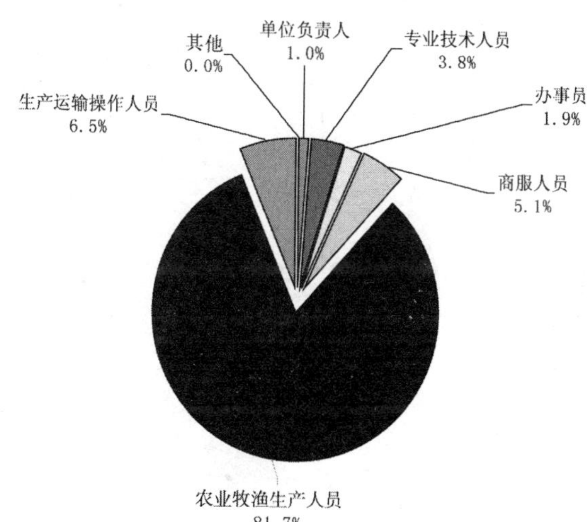

图 2.14 贵州省人口的职业构成

数据来源：贵州省第五次人口普查资料

（六）贵州省民族人口构成

贵州是一个民族团结的大家庭。全省有 55 个民族，其中世居民族有汉、苗、布依、侗、土家、彝、仡佬、水、回、白、瑶、壮、毛南、蒙古、仫佬、羌、满族等 17 个。少数民族人口占全省总人口的 37.85%（2000年“五普”资料）。民族自治地方占全省总面积的 55.4%。长期以来，各族人民和睦团结，勤劳奋斗，为全省的发展、为中华民族的共同繁荣进步作出了重要贡献。贵州省的少数民族人口分布不均。少数民族人口最多的是苗族，有 4299954 人，约占全省人口总数的 12.2%；而最少的裕固族只有 1 人。其中汉、苗、布、侗、土家、彝、仡佬、水族等几大主要民族的人口已占到全省人口的 95%以上。若将汉族除外，苗、布、侗、土家、彝、仡佬、水族等 7 大少数民族人口又占全省少数民族人口的近 90%（见图 2.15）。

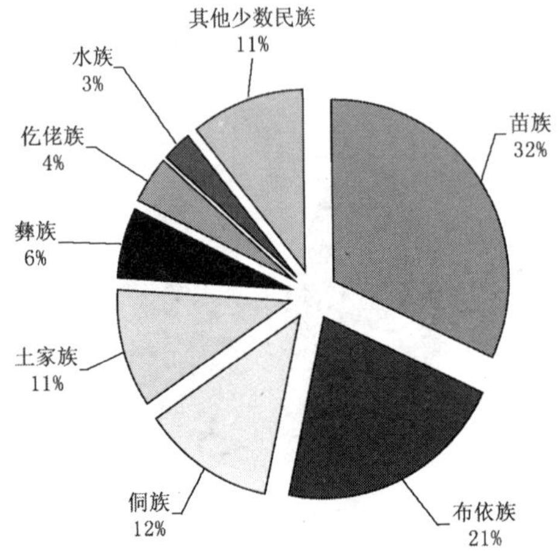

图 2.15　贵州省主要少数民族人口分布图

数据来源：贵州省第五次人口普查资料

第十一章　贵州妇女状况

女性是占人类半数的重要组成部分，她们在人类的发展中具有不可替代的作用，是生殖健康研究的主体。

一、新中国成立前贵州妇女状况

人类社会形成早期，妇女因其对人类的贡献和所承担的责任、义务以及社会发展的需要，在社会群体中起主导作用，具有高于男性的社会地位。然而，随着生产力水平的提高，社会分工的出现和复杂化，妇女们将大部分精力都放在哺育和培养后代成长，既人类的繁衍与再生产上，社会工作更多地由男人们来组织和完成，妇女的社会地位逐渐下降，在经历了数千年的封建文明的发展后，妇女几乎已经谈不上社会地位而完全成为男人的附庸。随着资本主义的发展和工业文明的到来，妇女开始走出家庭、参政议政、与男人共享社会生活与社会地位。但是，由于传统观念的束缚，妇女解放成为一个世纪以来全世界人们所共同关心的问题。从资产阶级妇女运动（女权运动），到无产阶级妇女运动，再到社会主义妇女运动，其内容涉及政治、经济、文化、思想、道德、风俗、民情等几乎所有的社会领域，伴随和推动着社会的发展与进步。

二、新中国成立后贵州妇女的发展

中国共产党在推翻封建统治建立社会主义新中国的进程中，一直把妇女解放作为一项重要工作，在社会主义新中国建立的过程中曾涌现出众多的女英雄。新中国成立以后，党和政府提倡男女平等，把提高妇女社会地位、改善妇女生存状况作为重点工作，经过近半个世纪的努力，成效显著。

新中国成立后，贵州省于 1954 年 3 月成立了妇女联合会，到 2000 年，全省有乡级以上妇女联合会 1638 个、25745 个行政村委员会和 1974 个居委会妇代会，党政机关、学校、科研单位妇女委员会 2142 个，健全了村（居委会）以上政府机构的妇女组织。1951 年以来，妇女干部所占比例不断提高，到 2000 年达到了 33.57%（见图 2.16），专业技术干部所占比例达 35.9%，女党员占全体党员的 15.4%。

贵州省妇女的文化程度低于男性，据2000年第五次人口普查统计，15 岁以上男女性别比为 1∶1.087，而文盲人口的男女比例为 2.83∶1（见图 2.17）。在 6 岁以上没上过学的人口中女性占到 70% 以上，有相当部分的女性是通过扫盲班等取得基本的文化知识的，小学、中专的男女比例基本相当，到大专学历以后女性的比例明显减少（见图 2.18）。

从受教育程度的年龄分布上看：各种学历在近10年中男女所占比例已基本接近，说明自 1990 年《妇女发展纲要》实施以来取得了令人满意的效果。在15岁以上的人口中，通过扫盲班填补文化知识的女性明显多于男性。初中以上学历者，随着年龄的增长男性明显高于女性，说明历史上经历了男女受教育差异的情况。在读阶段，高中（15~20岁）、大专、大学（20~24岁）有男性比例高于女性的倾向，中专（15~20岁）、研究生（20~00岁）男女比例相当，而年龄较小研究生（24岁以下）的女性人数高于男性。

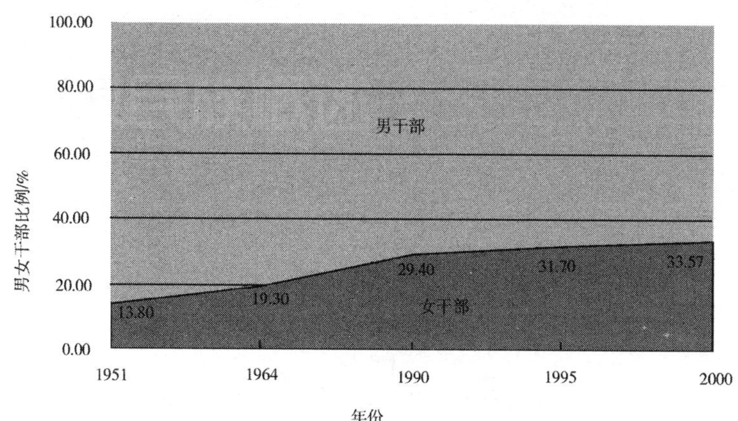

图 2.16　贵州省妇女干部比例增长图

数据来源：贵州省第五次人口普查资料

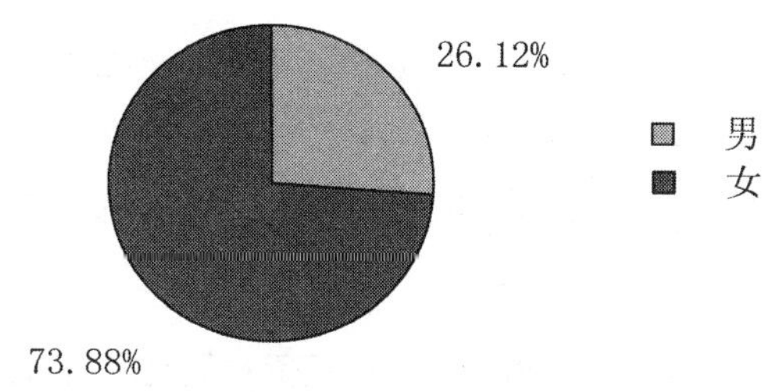

图 2.17　贵州省 15 岁以上文盲人口男女比例

数据来源：贵州省第五次人口普查资料

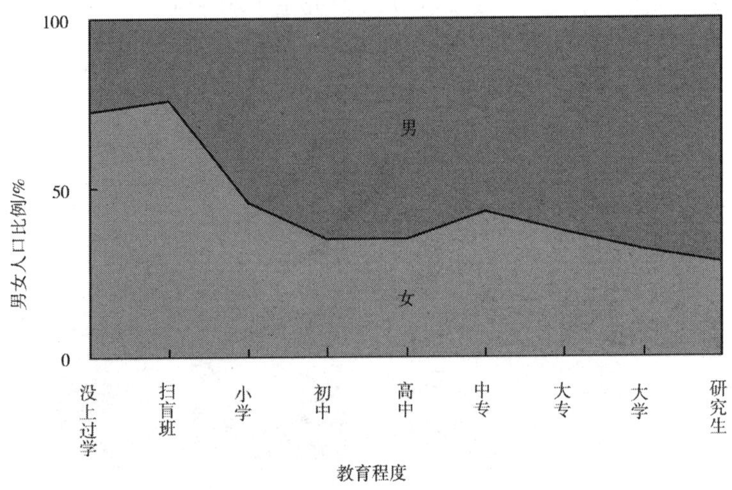

图 2.18　贵州省 6 岁以上不同受教育程度男女人口比例

数据来源：贵州省第五次人口普查资料

据 2000 年第五次人口普查抽样调查统计，贵州省未工作人口的性别比为 0.793，女性高于男性（见图 2.19）。从分布上看，女性高于男性的未工作人口主要集中在料理家务上。从行业分布看，妇女在批发、零售、餐饮与卫生、体育方面略高于男性；在采掘业、制造业、建筑业、地勘水利、交通运输与邮电等重体力行业女性明显低于男性；此外，在机关行政行业女性也明显低于男性。从职业划分看，担任领导的女性大大低于男性，在今后的一段时间内应该得到改观，在生产、运输、设备操作等重劳力领域女性也低于男性，要解决这一问题可能还有待自动化水平的进一步提高。在商服领域女性高于男性。在专业技术领域男女相当，说明贵州妇女掌握科学技术的水平已与男士相同（见图 2.20 和图 2.21）。

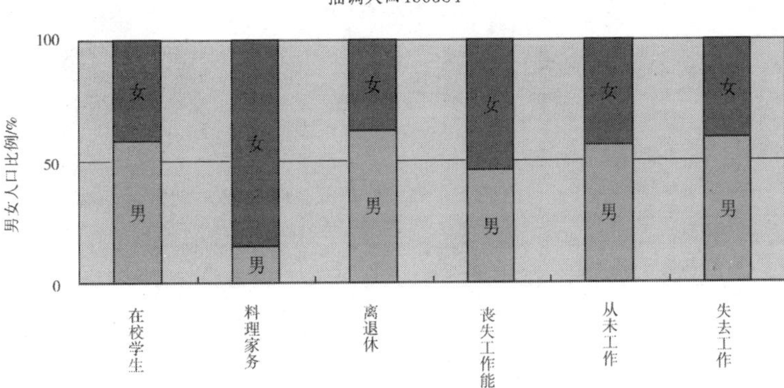

图 2.19　贵州省未工作人口的分布与男女人口比例

数据来源：贵州省第五次人口普查资料

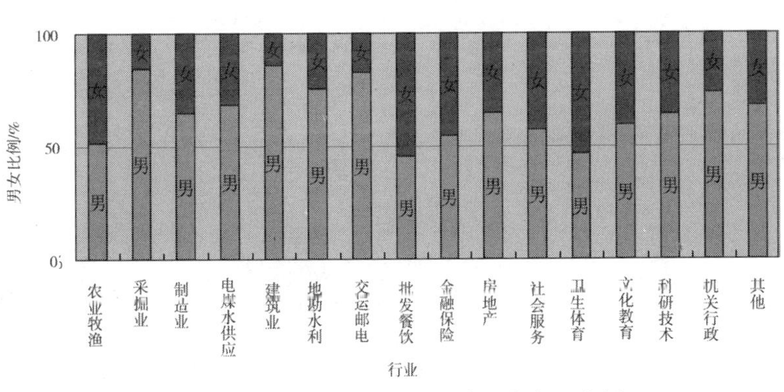

图 2.20　贵州省按行业划分的男女人口比例

数据来源：贵州省第五次人口普查资料

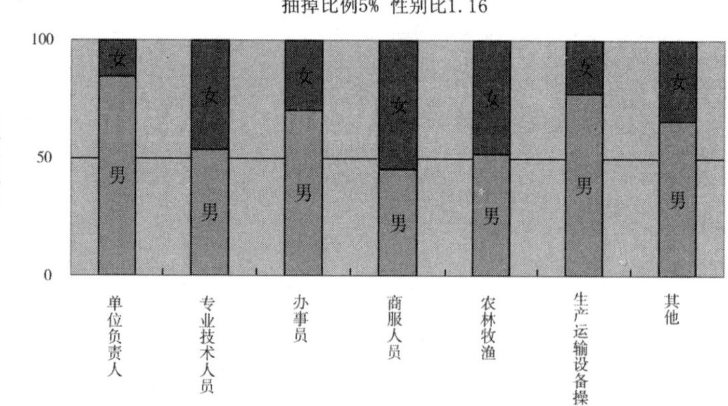

图 2.21　贵州省按职业划分的男女人口比例

数据来源：贵州省第五次人口普查资料

第十二章　贵州省的医疗卫生状况

新中国成立前，贵州省的卫生事业十分落后。据 1949 年底统计，全省有医院 71 个，诊疗所 336 个，床位 737 张，专职从医人员 1191 人。医疗机构大多集中在省会贵阳，广大农村除少数中医中药外，几乎处于无医无药的状态。各种传染病、寄生虫病、地方病为患，发病率和死亡率很高，全省人均期望寿命仅 35 岁。

经过新中国成立后近半个多世纪的发展，贵州省的医疗卫生事业有了很大的发展，基本杜绝了霍乱、天花、回归热、斑疹伤寒等曾经是发病率很高的急性传染病。目前，贵州省已建立起一个包括医疗、预防保健、医学教育和科研、药品检验等比较健全的医疗卫生服务体系。据 2003 年统计，全省有医疗机构 6499 个，床位 59281 张，专职从医人员 91057 人，是新中国成立初期的 80～170 倍。表 2.2 显示 2003 年贵州省的主要医疗卫生机构。贵州省医疗卫生资源平均占有水平为每千人拥有医院卫生院床位 1.49 张，卫生人员 2.36 人，卫生技术人员 2.01 人，医生 1.12 人。1949 年贵州人口平均寿命 34 岁，随着生活质量和健康水平的提高，2002 年贵州人口平均寿命达到 67.5 岁。

一、妇幼保健

新中国成立前，贵州妇幼保健工作极为薄弱，无专业机构和

表 2.2　贵州省主要医疗卫生机构（2003）

机构名称	数量	床位数	专职人数
市级以上医院	233	28046	31909
县级医院	159	14030	15641
乡镇卫生院	1465	14197	21932
医务室、门诊部	4217	264	9833
妇幼保健站、所	93	1864	3069

数据来源：《贵州统计年鉴 2004》。

人员，旧法接生普遍，婴儿死亡率和孕产妇死亡率很高。新中国成立后，特别是中共十一届三中全会后，全省卫生保健事业有了很大发展。自 1985 年以来，妇女保健管理以“责任状”的形式进行改革，取得了较好效果。1990 年以后，在党和国家政策的指引下，在联合国等国际组织的倡导下，贵州政府制定了《90 年代贵州省儿童发展规划纲要》和《贵州省妇女发展规划》，使得贵州省的妇幼保健状况更上一层楼。2001 年 3 月完成的《贵州省妇女儿童发展状况监测评估报告》列出的主要妇幼保健指标如表 2.3 所示。

二、计划生育工作

1975 年 8 月，中共贵州省委作出《关于全面迅速开展计划生育工作的决定》，标志着全省计划生育工作的开始。30 年来，贵州省的计划生育工作在党中央、国务院的关怀下，在贵州省委、省政府的指导下，经过全省计划生育工作人员的努力，到 21 世纪全省迈进了低生育水平的门槛。人口出生率、自然增长率分别从 1975 年的 40.11‰、29.58‰ 下降到 2005 年的 14.46‰、7.7‰，妇女总和生育率从 6.55 下降到 1.83；全省年净增人口从 1975 年的 67.54 万人逐渐减少到 2005 年的 28.92 万人，30 年累积少生 1500 多万人。

表 2.3　贵州省妇幼保健指标

指标名称	计量单位	1990年	1999年	2000年
人均国内生产总值	元人民币	810	2463	2661
城镇居民人均年可支配收入	元人民币	1399.6	4934.2	5122.0
农村居民人均年可支配收入	元人民币	435.14	1363.07	1375.0
15~49岁育龄妇女人口数	万人	819.71	967.58	979.49
出生人口数	万人	74.8	80.2	76.86
人口自然增长率	‰	15.19	14.24	13.06
孕产妇系统管理率	%	78.28	52.69	48.93
住院分娩率	%	18.32	24.41	25.80
孕产妇死亡率	1/10万	158.2	239.96	156.4
非住院分娩新法接生率	%	82.33	89.96	88.4
已婚育龄妇女避孕率	%	78.54	83.92	84.96
节育手术并发症发病率	‰	0.58	0.60	0.63
人工流产率	%	2.84	1.97	1.29
婚前医学检查率	%	48.59	44.3	57.39
婴儿死亡率	‰	65.1	42.93	38.8
5岁以下儿童死亡率	‰	98.4	56.19	48.8
卡介苗接种率	%	99.5	95.9	95.9
脊灰疫苗接种率	%	95.8	88.4	88.4
麻疹疫苗接种率	%	95.6	86.3	87.1
“四苗”全程免疫接种率	%	95.6	–	85
住院分娩出生缺陷发生率	1/万	9.4	10.54	10.7

第三篇

贵州五大少数民族概述

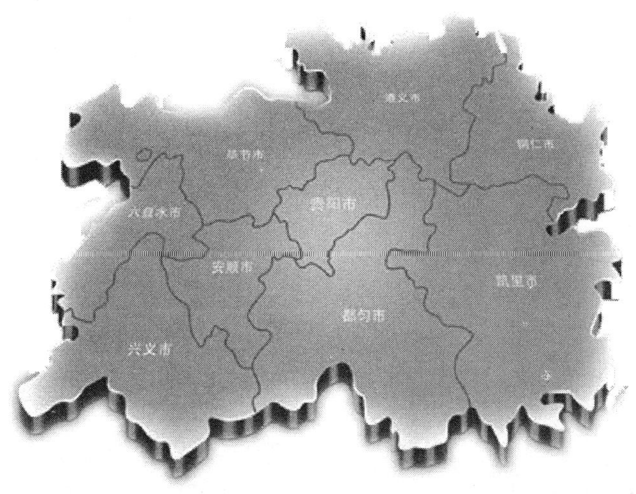

苗族、布依族、侗族、仡佬族、水族（以下简称“五大少数民族”）人口不仅在贵州少数民族人口中占有重要比重，就全国来说，其大部分人口也主要分布在贵州。了解五大少数民族的社会和历史背景，探究他们的生活风俗与习惯，对于我们正在进行的苗族、布依族、侗族、仡佬族、水族生殖健康研究将是十分有益的。

第十三章　苗　　族

全国苗族现有人口大约 739.8 万人。其中贵州有 433.3 万人，占苗族人口的 55%（贵州统计年鉴，1998），贵州是苗族人口的主要聚居区。除贵州外，云南、湖南西部有较大的苗族聚居区，广西、四川、海南及湖北地区也有分布。在中国历史长河中，由于战争、政治、经济等因素，苗族曾经历过大幅度、远距离、长时间的迁徙。迁徙方向主要由东向西，后则由北向南，还有许多小范围的多向性的局部迁徙与穿插。

一、贵州苗族人口分布

苗族在历史上经过几次大的迁徙后，住地已分成几大片，后来又有局部迁徙，甚至有一些到近代还在零星迁徙，与兄弟民族交错杂居，更显得分散。从图 3.1 和表 3.1“贵州省各地、市的苗族人口比例”可见：

（1）在贵州东部，黔东南苗族侗族自治州为苗族第一大聚居区，人口超过百万；贵州东北部松桃自治县的苗族与湘、鄂、川苗族聚居区连成一片，为另一大聚居区，人口也超过百万，是苗族人口居住相对集中地区。

（2）在贵州中部，由贵定西、龙里南到贵阳东南、惠水东部的云雾山的苗族聚居区大致连成一片；由贵定北、龙里北、开阳东南到福泉西部的南明河下游的苗族大致连成一片；在贵州南部，由紫云东南、望谟东北到罗甸西北的麻山、四大寨连成一片，是苗族人口居住较多地区。

（3）贞丰北部和西部、关岭南部、兴仁东南和安龙西北的苗族，200年前自黄平、台江等县迁入，聚居区虽不连成片，但有婚姻关系，经常来往；晴隆、北盘江流域，安顺、普定一带的苗族聚居区大致成片；三叉河上游水城、六枝的苗族聚居区大致成片；乌蒙山区威宁、赫章的苗民聚居区大致成片；六冲河流域织金、纳雍、黔西大方四县的苗族大致成片；以上构成了苗族聚居区分散聚居区。

二、苗族的文化、社会背景

（一）语言和文字

贵州的苗族大约90%的人都以自己的母语作为日常生活的主要用语。苗族的分布，在村或乡的范围内大多为小聚居区；在县（市）范围内大多为苗汉杂居或与其他少数民族杂居。受周围环境影响，贵州苗族语言繁杂，存在着较大差异。贵州苗语分三大方言，即东部方言、中部方言和西部方言，各方言下还可划分出次方言和土语。不同方言或次方言之间语言互不相通，同一次方言内不同土语之间有时通话都很困难。苗族历史上没有过自己通用的文字。但有多个非通用的、近代创造的文字版本。

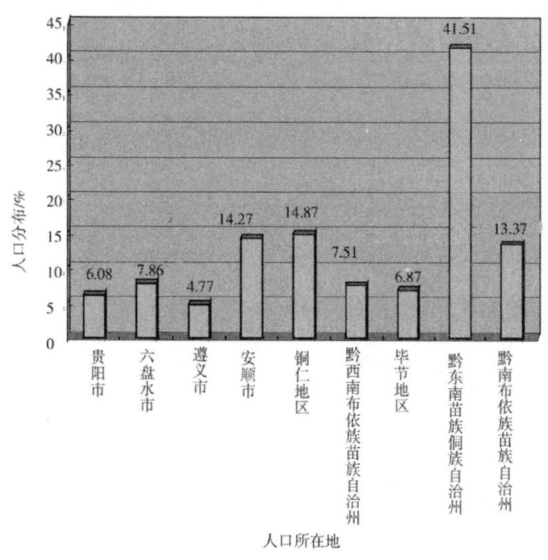

图 3.1　贵州苗族人口分布

数据来源：贵州省第五次人口普查资料

表 3.1　贵州省苗族人口超过 10 万人的县（市）

县（市）名称	人口次序	人口数（人）	苗族占全县总人口数（%）
凯里	1	240078	62.85
松桃	2	201792	37.70
黄平	3	160898	53.95
台江	4	134907	95.54
务川	5	111059	31.68
从江	6	109582	41.06
天柱	7	109232	30.99
丹寨	8	105808	75.16

续表

县（市）名称	人口次序	人口数（人）	苗族占全县总人口数（%）
雷山	9	104468	82.89
剑河	10	102101	56.16

数据来源：贵州省志——民族志。

（二）家庭

在苗族社会中，普遍实行以父系为中心的小家庭。家庭成员以两代或三代同堂为多。一般是儿子结婚后即与父母分开另建家庭，而父母多与小儿子居住。在苗族家庭中，男性家长权利最大，男性享有家庭财产继承权。分家时，除留有一份供养父母的“养老田”外，其余由各子均分，“养老田”由负责照料父母的儿子耕种，也有的由儿子们轮流耕种，待父母过世后再次平分。

苗族家庭的自然分工是男主外、女主内，家庭中的重大事件一般由夫妻商量后决定。苗族家庭讲究家规家教，尊老爱幼是最基本的要求。对待客人热情周到。大家相互关心、互相帮助。家族内有较强的凝聚力。相互间发生纠葛，小则批评劝解，大则请族中有威望者召集族人公正解决。苗族亲属关系一般比较亲密，直系亲属与旁系亲属只有轻微的亲疏之分。在家族的同辈成员中，不分直系旁系，均以姊妹兄弟相称；对父辈，均以叔伯父亲称呼；对祖辈，均以祖父、祖母称呼；对子侄、孙辈直呼其名。家族关系中又以姑舅关系最为密切，舅权较大，家中如有重大事情发生，必须与舅父商量，子女的婚事要征求舅父的意见，母亲亡故，必首先到舅家报丧。

（三）婚姻

苗族一般是异姓通婚，同汉姓不同宗的也可以通婚。苗族实行一夫一妻制。婚姻缔结有自主婚姻和包办婚姻两种主要形式。

包办婚姻是新中国成立前苗族地区流行的婚姻形式。主要有“姑舅表婚”、“换酒碗婚”，一般是通过亲友说合而成的。在贵定、福泉等地，外甥女必为舅媳，苗语称为“卡格抹”（“格抹”意为表姐或表妹，即姑妈之女），就是要把表姐妹“卡住”不让她嫁到别人家，希望亲上加亲。清镇县龙窝一带的苗族则相反，姑妈的儿子要取舅舅的女儿为妻。换酒碗婚是指好朋友之间在酒席上通过交换酒碗定下亲事，为儿女包办婚姻。有的是父母在认识的亲戚、朋友家中看中了人家的姑娘后就相约开亲，有一些虽象征性地征求一下子女的意见，但决定权仍在父母一边。

苗族婚姻在存在着父母包办的同时，也存在着大量的自主式婚姻。传统的社交活动为青年男女选择自由婚姻提供了场所。如黔东南的“游方”、松桃一带的“会姑娘”、黔西北的“向月亮”“玩花山”等。其过程大致是青年男女先在公开的场合通过跳芦笙、跳鼓、对唱情歌等活动相互认识，然后结伴，加深了解，到互赠信物订婚、报知父母和家人，最后结婚。

苗族婚姻关系中，夫妻不睦，男女任何一方都可提出离婚。先提的向对方赔钱赔礼。如果是姑舅表婚男方提出离婚，除不要外甥钱外，还要付一笔赔礼钱；女方提出离婚的付给对方相当于定亲时的外甥钱和婚礼费用的总和。若有子女，男孩归父，女孩随母。苗族寡妇再嫁比较自由。多数地区的寡妇如果年轻，亡夫的兄弟（或堂兄弟）又未娶室，可以征求寡妇同意转房，但不强迫。寡妇改嫁他人，一般要征得夫家或族人的同意。有的地方，寡妇改嫁时还要杀牲祭奠亡夫，或由新夫赔偿亡夫的棺材费等，以示对亡夫的敬意。

三、苗族教育与医药卫生事业

（一）教育事业

苗族地区教育始于明代，中华人民共和国成立后，采取有效政策和措施，形成民族教育制度，迅速发展苗族教育。在苗族地区建立了民族师范、中学、小学。据统计，到 1995 年底，全省共有民族中等学校（含民族学校、民族职中、民干校、民族师范、民族农校）共计 117 所，在 3 个自治州和 7 个苗族的自治县有 70 所，占近 60%。

除了改善教学条件外，国家还实行了对少数民族学生的倾斜政策。新中国成立初期，中专、大学招生时专门预留一部分名额，专收包括苗族学生在内的少数民族学生。1977年恢复高考制度后，高等学校、中专、中等师范学校都采取降低分数线的办法照顾苗族学生。1980 年后，除贵阳、安顺、遵义三个市的苗族高考生只降一个分数段（10 分）录取外，其他各县市的苗族学生可降低两个分数段（20 分）录取。

（二）医疗卫生事业

苗族有自己的医药历史。苗族歌谣中有“三千苗药，八百单方”之说。西汉刘向在所著《说苑·辨物》中说：“吾闻古之医者曰苗父，苗父之为医者也，行医于乡里。”《神农本草经》记载的药物有 100 余种与苗药同名同义。明代李时珍《本草纲目》第一册有 15 种、第二册有 27 种苗药记载。苗族的医术高明，为后来的军政要人所重视。红军长征时贺龙同志就曾多次指示“要动员苗医随军前进”。苗医药的整理和挖掘自 20 世纪 80 年代以来成绩突出,《苗族医药学》已被列入《中国医学史》作为全国统编教材的内容。

中医传入苗族地区是全面“改土归流”之后，而现代医药（西医）传入则是民国以后的事。苗族地区的锦屏县到 1928 年开始建有卫生委员会，有西医师 2 人。县级医院建立较早的有镇远、黄平，皆建于 1938 年。而苗族人口较多的台江、剑河、丹江、炉山、施秉、松桃、紫云、关岭等县都在 1942 年才建医院（卫生院）。抗日战争时期，随着国民党军队医疗机构的内迁和个体医药人员的流入，西医药为更多的人所认识。1949 年黔东南有县卫生院 16 所，医务人员 46 人，病床 14 张。这些医院条件简陋，药品奇缺，医疗效果差。加之连年战争，抓兵派款，弄得人民贫病交加。苗族地区农村缺医少药极为严重，传染病到处流行，发病率高，使贵州苗族地区成为“瘴疠之区”。1944 年霍乱病流行，锦屏县铜鼓乡嫩寨 900 多人有 600 多人患病，500 多人死亡。新中国成立前 40 年内，仅黔东南就发生过4次较大的疟疾爆发流行，死者无数。今凯里市白嘎村，原 100 多户、600 多人口的寨子，由于年年疟疾肆虐，人们非死即逃，到新中国成立前夕，只剩下 16 户、64 人。新生儿破伤风、麻疹、痢疾、产褥热、难产等经常发生和流行，夺走了无数儿童和妇女的生命，故有“只见娘怀胎，不见儿走路”之说。

中华人民共和国成立后，拨出大批卫生经费兴办医疗卫生机构。1956 年黔东南建州时，全州有医院（所）96 个，病床 336 张，医疗卫生人员 1117 人。与 1940 年相比，医院增长 5 倍，病床和医疗卫生人员各增长 23 倍。全州疟疾发病人数由 1953 年的 11.7% 下降到 1983 年的 0.39%。1982 年基本上消灭了丝虫病。天花、副霍乱、麻疹、伤寒已绝迹或完全得到控制。松桃苗族自治县从中华人民共和国成立到 1995 年底，有医疗卫生机构 36 个，比新中国成立前增加 36 倍，有职工 663 人，比新中国成立前增加 132.6 倍，有医护人员 524 人，其中副主任医师 7 人。此外，还有 508 个村卫生室，80 个开业个体医生，病床 500 张，比新中国成立前增长 36.6 倍。人口出生、死亡率逐步由高出生、高死亡向低出生、低死亡、低增长率转变，人口死亡率由 1990 年的 7.37% 下降到 1995 年的 5.9%，平均期望寿命由 1990 年的 58.3 岁提高到 1995 年的男 62.75 岁、女 68.54 岁。

四、苗族的民风民俗

苗族极大多数村寨是聚民族而居，其中不少是家族成寨，若一寨内有几个家族也常各居一隅。苗族同其他民族共寨的不多。苗族住地都尽可能选择在靠近田土和生活用水方便的地方，有一些为少占耕地使村寨靠山向上延伸。苗族的居住环境、村寨大小、房层式样、建筑材料、室内布局和家具陈设，方言间和地区间都有差别。但都有共同娱乐的广场，有的地区还有家族墓地。各地苗族的住房建筑都是就地取材，因而有木房、石板房、土墙草房等。黔南、黔东南苗族的“吊脚楼”依山而建，独具特色。平原地带的苗族住房多以平房为主。黔西北苗族靠近高寒地区，经济发展滞后，土墙房、草房和“杈杈房”曾比较普遍。“杈杈房”以树做中柱，四面及内隔以竹、木、草扎绑为壁，上覆茅草，十分简陋，目前已很少见。许多人住进了砖混结构的新房。

苗族分布较广，婚姻习俗各地有较大差异。但无论是自主婚姻还是包办婚姻，一般都须经过说亲、订婚、结婚等过程。黔东南一带的苗族男女通过游方建立感情（或由父母指定）后，首先要由男方父母请媒人到女方家提亲。媒人一般由能说会道、说话能为双方所信任的亲戚朋友或邻居、乡亲等担任。媒人第一次去女方家必须择一个好日子，说话尽量委婉得体，一般用“我想叫你家××姑娘去跟××家挑水给××老人喝”这类话引出话题。接着媒人可以介绍男方的家庭情况。女方家长一般不会当即同意，而是了解了男方情况后，等到媒人第三次登门才同意开亲。男方家在女方家长同意开亲后，须准备一只大红公鸡、一壶酒、一包糯米饭，由媒人抬到女家去认亲。女家当即杀鸡一只请族中老人吃酒，有请大家伙作见证的意思。这一次可商量具体结婚事宜，算是订婚。女方家还要请媒人抬回同样的礼物回男方家，表明女方家承认了这门亲事。认亲后，若双方同意很快结婚，可摆订婚酒。吃订婚酒的地方既不在男方家，也不在女方家，而是在两家之间的半路上。订婚酒宴由男方家置备。苗族嫁女主要是准备衣裙和服饰，数量多少视家庭情况而定。衣裙大多是女儿十五六岁后逐年积累的，不是临近结婚时才准备。苗族一般是在农历二月和十月结婚。具体日子由男方家确定。若女方家认为不适，双方可另择婚期。苗族忌讳一家一年内办两台婚事，女家若在本年内已经或者将要为其兄弟姊妹办婚事，就会要求把婚期推迟到来年。

苗族结婚时有热闹的迎亲仪式，新郎要邀请十几个青年去接新娘。一般中午到新娘家吃饭，下午或傍晚新娘由寨内的妇女陪送到寨外，且迎亲者和姑娘们边走边唱，天黑以前，姑娘们返回自己寨中。到夫家一般都在天黑以后，要经“跨门槛”、“杀鸡祭祖”等仪式。新娘到夫家一般不与新郎同房，而与小姑同住，且只住 12 天，第 13 天要返回娘家，谓之“回门”。苗族有婚后“不落夫家”的习俗。新中国成立前不落夫家的时间要两三年，新中国成立后缩短为一年，有一些一两个月就到夫家常住了。

苗族的主食有稻米、玉米、小米、高粱、荞麦、小豆、薯类等，依各地自然情况而定。大部分苗族居住地区地势相对平缓，水源充沛，以大米为主食；黔西北地势高又缺水的地区不适宜种水稻，当地苗族同胞多以玉米、荞和马铃薯为主食。苗族的菜蔬有瓜、豆、菜、佐料几大类，与中国南方菜蔬相近。苗族菜蔬中较有特色的是野生食用菜蔬，如蕨菜、折耳根、木姜子、椿菜、水芹菜、野黄花、魔芋等。苗族人吃饭离不开辣椒，辣椒的加工储藏品也多，如酸辣椒、糟辣椒、面辣椒、胡辣椒、油辣椒，等等。苗族的肉类副食品包括猪、牛、羊、狗、兔、鸡、鸭、鹅、鱼等。腌鱼和酸汤是黔南、黔东南苗家人的特色菜。苗家还自酿米酒，度数不高，且多好嗜酒。炒面是高寒地区苗族的特色食品，也是走亲串戚必不可少的礼物。

由于居住分散，苗族既有相同的节日，也有不同的节日。苗年是苗族祭祀祖先和庆祝丰收的传统节日。清代中叶以前贵州各个地区苗族都要过苗年，但日子不统一。现在多数苗族同胞也过春节。过苗年期间，每家都要杀猪宰鸡，打糍粑，准备好腊肉、香肠、血豆腐等食品。大年初一每家每户都报上大红公鸡到村边路口迎接祖先灵魂回家过年。节日期间还要举行跳芦笙、斗牛、赛马、游方等活动。此外还有贵州西部苗族的“花山节”（又叫跳花、跳场、踩山节、踩花山等），黔东南清水江中游的“姊妹节”、“爬坡节”、“龙船节”、“芦笙节”，黔南的“种棉节”等，大多是根据农时安排聚会和增加青年男女见面的机会。苗族人死后有岩洞葬、土葬、火葬、树葬等，现在普遍实行土葬。苗族一般视夭殇、凶死、产死、麻风病死、溺水死等为非正常死亡，对非正常死亡者不能实行木棺土葬，必须施行火化。火化后的骨灰可就地安埋。非正常死亡的人一般不能进入家族墓地。

第十四章　布依族

布依族现有人口大约 285 万人。其中贵州有 279.82 万人，占布依族人口的 97% 以上。贵州是布依族的主要聚居区，此外，云南、四川等省也有分布。

一、贵州布依族人口分布

布依族主要分布在贵州南部和西南部。其中黔南布依族苗族自治州的布依族人口占到了全州人口的 32.5%；黔西南布依族苗族自治州的布依族人口占到了全州人口的 30%；其次为安顺地区，布依族人口占 16.9%；贵阳市，布依族人口占 4.9%（见表 3.2）；六盘水市，布依族人口占 3.6%（见图 3.2）。

表 3.2　布依族人口超过 10 万人的地州（市）（2000）

地州（市）名称	人口次序	人口数（人）	布依族占州（市）总人口数（%）
黔南布依族苗族自治州	1	1158710	32.5
黔西南布依族苗族自治州	2	860564	30.0
安顺市	3	394474	16.9
贵阳市	4	183069	4.9

数据来源：贵州省第五次人口普查数据。

二、布依族的文化、社会背景

（一）语言和文字

布依族有自己的语言。聚居区里，人们在日常生活、生产劳动和集市贸易中一般都使用布依语进行交流。干部、学生和青壮年都兼通汉语。同布依族杂居的兄弟民族，有兼通布依语的，布依族人民也有兼通其他兄弟民族语言的。布依族历史上没有代表自己的语言文字，但在民间流传着一种以汉字字形为基础的布依语记录符号，常被称为布依语“土俗字”或“方块字”。新中国成立后，在党的民族政策指导下，国家帮助布依族创造了布依文字。

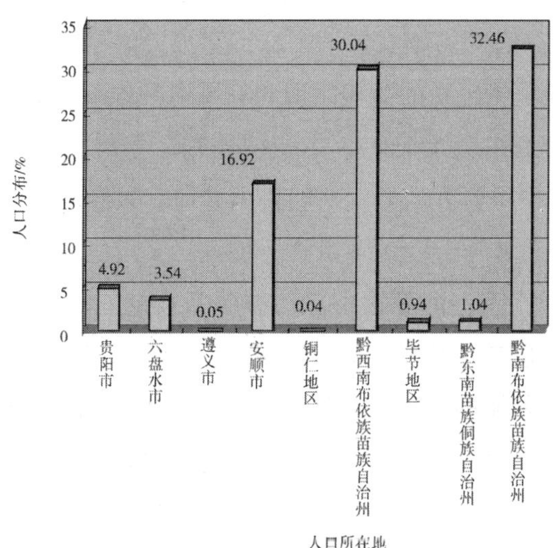

图 3.2　贵州省布依族人口分布

数据来源：贵州省第五次人口普查数据

（二）家庭

布依族家庭是父系家长制，父亲是一家之主，有权支配一切。布依族家庭多是两代小家庭，但也有些三世、四世同堂的大家庭。父母有养育子女的责任，子女有赡养父母的义务，孝悌和睦是家庭成员的守则。父亲去世后，长兄就是一家之主；分家时，除留给父母养老田外，要分给一份“长哥田”，分房时大哥要住正房；族中处理什么问题都要征求长子的意见，故有“风吹吹大坡，有事找大哥”的俗语。

在布依族家庭中，“男尊女卑”的意识很突出，过去男儿才有财产继承权，女儿只能享受一些陪嫁物品和自己积存的私房钱。妇女一般不陪男客吃饭，有些地方，儿媳不与公婆同桌吃饭，公婆和丈夫在楼下时媳妇不能上楼，妇女衣物不能晾晒在路口等。男女感情不和，男方提出离婚时，只需家族寨老议决即可，而女方则无权提出离婚，故又有“男嫌女，一张纸，女嫌男，等到死”的俗语。1949 年以后，重男轻女的封建意识和陈风陋习才逐步得到纠正。

布依族家庭的劳动分工，主要按性别、年龄、体力等情况决定。男子是家中主要劳动力，一般耕田种地、兴修水利、运肥打谷及起房建屋等重体力劳动，多由男子负担。女子也是重要劳动力，除从事担水、煮饭、饲养牲畜、纺纱织布、缝衣做鞋等家务劳动外，农忙季节也参加拔秧、插秧、锄草、施肥、割稻、收棉等农活。老人、小孩则承担放牛、割草及烧火、喂鸡等辅助性劳动。

布依族家庭分家时，分出一份养老的田地和牛。一般父母多与幼子居住和生活。老人去世后，由儿子负责办理丧事，女儿女婿也前来祭奠，以尽孝道。

（三）婚姻

民国时期，布依族结婚多要财礼更为盛行，各地都形成了包办婚姻。中华人民共和国成立后，布依族青年男女的婚姻也相继解放，许多青年采取了自由婚姻的方式。但自由恋爱不经媒说成亲的不普遍。自由恋爱择偶通过媒说成婚的比较普遍，包办择偶媒说成婚的形式也还存在。

布依语“榔绍榔貌”意为“会朋友”，是布依族青年男女通过对歌结识和发展友谊的社交方式。青年人长到十六七岁就可以参加“榔绍榔貌”。“榔绍榔貌”是平等自由的，不分贵贱都可对歌。通过对歌了解对方心灵和才华。每年春节、三月三、六月六等节日，各地都在特定的山坡、河边等开展庆贺活动，是青年人恋爱对歌的好时机。社会上对不会“榔绍榔貌”的青年都很瞧不起，被认为是没有出息的人。

包办婚姻一般都讲究门当户对，还要看八字是否相合。盘江一带流传着这样一个顺口溜“从来白马怕青牛，羊鼠两逢一旦休，玉兔逢龙少和味，金鸡遇犬泪双流，虎蛇一家不到老，猴猪相遇难白头”。有的地方还实行“背扇亲”、“娃娃亲”，联姻者双方的年龄都很小。

布依族青年婚后也有“回门”的习俗。新婚后新娘由伴娘相陪同吃同住，新娘新郎不同宿。有的新人结婚时才十二三岁，新婚后新娘回门（会娘家）一去数年。这期间新娘纺花织布、织锦蜡染，以备结婚之用。待到十七八岁以后才由婆家接回，如此数次才在夫家常住。

三、布依族的教育与医疗卫生事业

（一）教育事业

布依族地区教育自明朝开始有之。中华人民共和国成立后，布依族教育进入了前所未有的发展时期。经过40余年的努力，布依族地区已形成了基础教育、幼儿教育、民族教育、职业教育、中等专业教育、高等教育相配套的教育体系。

（二）医疗卫生事业

布依族人在长期的生产生活实践中积累了许多医药知识，发明了采用动物刺、植物刺放血、排脓消肿的治疗方法，以后发展到砭石、陶针、药物治疗。明、清时期，内地汉族大批迁入布依族地区，民间文化交流带动了布依族传统医药的发展，布依族地区开始有本民族医生开药铺行医。自明、清后，布依族民间形成了很有特色的药市习俗，每逢赶场天及农历端午节，村寨的草医及药农，以及懂得一方一药的群众，纷纷将自采的药材挑到市场上出售。1982年，关岭县和荔波县被列为贵州民族传统医药重点县。民国年间，除个别地方民族中草医比较发达外，大部分布依族地区缺医少药，医疗卫生十分落后。以当时的人口计算，平均 13589 人才有一名卫生员。医疗设备仅有显微镜 2 台，普通病床 18 张，其中产床8张，根本无法满足群众求医治病之需。农村有病只有靠求神问卜，迷信盛行，人口死亡率甚高。

中华人民共和国成立后，布依族地区的医疗卫生事业取得了长足发展。1950 年中央民族访问团民族卫生队先后在布依族地区治疗了大量病例。自 1951 年起，先后建立了专区医院、县人民医院，以及各级防疫、保健机构和区卫生所。经过五六十年的努力，布依族地区已形成了州、县、区、乡、村 5 级卫生网络。全州病床 2896 张，较民国时期增加了 160 倍。黔南布依族苗族自治州 1995～2000 年年底，全州共计有各级各类医疗卫生机构 357 个，各级卫生医疗机构设床位 5936 张，卫生技术人员 8531 名，其中医师 3252 人（每千人口医师 0.88 人），护士 2056 人（每千人口护士 0.56 人）。每千人口拥有病床 1.68 张（1995 年）。

新中国成立后，布依族地区先后消灭了天花、鼠疫、回归热和丝虫病，基本消灭了疟疾。麻疹、白喉、百日咳、脊灰炎、结核、破伤风等传染病得到有效控制，发病率大大降低。妇幼保健工作成绩突出，新法接生工作在农村基本普及。计划生育工作全面展开，绝大部分育龄妇女自愿节育。人民群众的健康水平大大提高，人均寿命由民国时期的 30 岁提高到 1990 年的 67 岁；5 岁以下儿童死亡率降至 55.2%，第 10 万孕妇死亡率也降低到 113 人。

四、布依族的民风民俗

稻作文化是古越人的重要标志之一，至今仍是布依族突出的生产生活特征。布依族自古以来就种水稻，以大米为主食已有数千年年之久。水稻分黏、糯两类，有煮蒸、罐蒸、竹筒烧等多种做法。布依族的糯食有耳块粑、粽子、糍粑、五色米饭等。饮酒是布依族人的喜好，布依族人几乎各家都会酿制糯米酒、糯米甜酒。

布依族的特色副食品有腌炕腊肉、血豆腐、香肠、盐菜、盐酸菜、豆豉等，其中独山盐酸菜颇负盛名。布依族还好食狗肉，做法独特，以镇宁、关岭、紫云、兴仁、贞丰、贵定、都匀等地的最出名。

布依族自古以来多择溪河两岸、坝子边居住，民居以“干栏式”建筑居多。《北史·南僚传》说，布依族先民僚人“依树积木，以居其上，名曰干栏”。当时的干栏多为竹、木结构，底层空敞，人居其上。到宋代，人们把干栏的底层用石料或木料圈围起来，“上以自处，下居鸡豚”（宋 · 周去非《岭外代答》）。明代，布依族的干栏建筑是“人栖其上，牛羊犬豕畜其下（邝露《赤雅》）。至今，布依族地区仍大量地保存着这一种建筑。在地势不平的地区建有

“吊脚楼”式的干栏建筑。开采石板方便的地区，还有“石板房”，除其墙、基均采取石块砌筑外，屋面采用石片作瓦，是最具特色的全石头干栏式建筑。

布依族最主要的节日当属春节。节前杀猪宰羊制作食品，除夕夜祭祖全家欢聚，称“守岁”，大年初一要“开财门”。铜鼓是布依族人民珍贵的遗产，近、现代以来，贵州布依族民间保存和使用的铜鼓最多，到 1988 年，调查到布依族民间的铜鼓不下 20 面。从初一到十五，布依族人击铜鼓、吹长号，老少都要参加。各地还组织一些诸如玩龙灯、耍狮子、唱花灯、跳地戏等活动。此外，布依人还有“雅蝈节”、“蚂螂节”、“二月二祭地节”、“三月三祭神节”、“四月八牛王节”等，每月一节。

布依族妇女除农忙外，平时多忙于织布。女孩子一般从十一二岁开始学纺纱，到十五六岁已熟练掌握各种技法。靛染、蜡染、扎染、枫香染等伴随着“布依布”（或叫“仲家布”）的独特印染技术在国际国内颇负盛名。荔波、独山、贞丰等地组织仲家布销售到日本和我国香港等地区，现已卖到了包括欧美在内的许多国家，深受外商欢迎。

布依族的墓葬形式主要有“木棺葬”、“石棺葬”、“翁棺葬”3种。其木葬采用船形棺，与古越人的相似，但已不像古越人那样采取悬棺，而是埋入地下。石棺则是在产石板的地方就地取材，以大石板镶成长方形墓穴。瓮棺葬是指用陶瓮或陶罐收殓骨骸安埋，一般用于“二次葬”，从其安葬方式看，瓮棺葬与新石器时代古越人的屈肢蹲葬有渊源关系。

第十五章　侗　　族

全国侗族现有人口 250 余万人，贵州有 161 万余人，占侗族人口的 56% 左右，主要分布在贵州省的东面铜仁地区和黔东南苗族侗族自治州。

一、贵州侗族人口分布

侗族主要分布在贵州的东部。集中在铜仁地区的玉屏县、万山特区，以及黔东南州的天柱、锦屏、黎平、榕江、从江、剑河等县（见表 3.3 和图 3.3）。

表 3.3　侗族人口超过 1 万人的地州（市）（2000）

州（市）名称	人口次序	人口数（人）	侗族占州（市）总人口数（%）
黔东南苗族侗族自治州	1	1207197	31.4
铜仁地区	2	376862	11.4
贵阳市	3	20892	0.6
黔南布依族苗族自治州	4	11337	0.3

数据来源：贵州省第五次人口普查数据。

二、侗族的文化、社会背景

（一）语言文字

侗语是侗族人民主要的交际工具。它与同语族的壮语、布依语、傣语、黎语和同语支的仫佬语、水语、毛南语在语音、词汇、语法上都有很多共同特点。历史上，侗族只有语言而没有文字。宋代侗族地区开始接受汉文化教育。到明代，出现了用汉字语音记录侗语的侗戏剧本。此后，这种采用汉字记侗音的方法保留下了一部分侗族历史文化遗产，但只能是“和尚写字和尚认”，其流传范围很窄。中华人民共和国成立后，在党和政府的关怀下，1956年组成的民族调查第一工作队侗语工作组设计了侗文方案初稿；1958年在贵阳召开了侗族语言文字问题科学讨论会，认定了《侗文方案（草案）》，并经中央民族事务委员会批准推行。侗文方案遵照政务院批准的“关于少数民族文字方案中设计字母的五项原则”制定，字母形式采用拉丁字母，标准语以侗语南部方言为基础方言，以贵州榕江县章鲁话的语音为标准音。

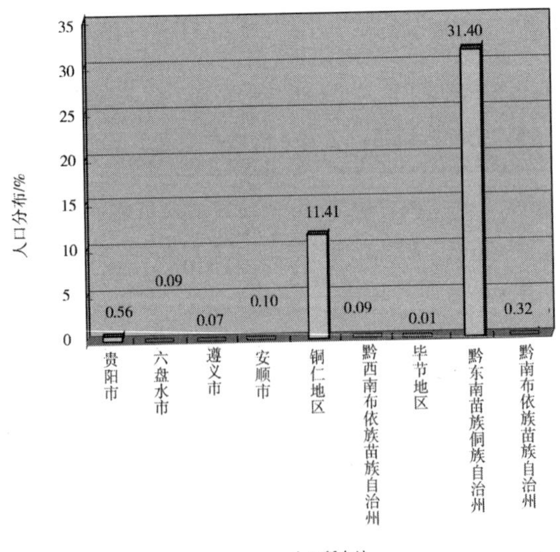

图 3.3　贵州省侗族人口分布

数据来源：贵州省第五次人口普查数据

（二）家庭

侗族社会普遍实行一夫一妻制父系小家庭。中华人民共和国成立前，个别富有之家或妻不育也有多妻现象。家庭结构以夫妻为核心的两代小家庭为主，三代同堂次之，四代同堂又次之，也有个别单身家庭的。家庭分工实行男耕女织，男管食、女管穿成为定制。男子主要负责农田活路，如犁田、耙田、播种、插秧、打谷子等。粮食生产的全过程几乎都由男子承担。农闲时节还做木、竹、石、铁手工艺，或短途运输、做小买卖等。住在河边寨子的男人还时常捕鱼，住在山上寨子里的男人还喜欢打鸟。女人主要做家务劳动，养儿育女，做饭、喂猪、养鸡鸭鹅等，晚上还要纺纱织布。种棉花除犁地耙田要由男子帮助外，从播种、除草、摘棉、晒棉、轧棉等种植棉花的活路几乎全是女人的事。财产的继承关系与男耕女织的分工相适应。主要财产和水田、旱地、鱼塘、茶山、林山等原则上是传男不传女。多子女家，在分家立户时，要请母舅到场。对主要财产的分配，如水田，除留一份养老田赡养父母外，其余部分由男儿平均分配。个别家庭还留一份“长子田”，以酬谢长子协助父母抚养弟妹之劳。富有之家有的还留有“姑娘田”，其收入作为姑娘的私房钱。在姑娘出嫁时，次田可作陪嫁物带到夫家，其继承原则是传女不传子。在有“回娘头”（即姑家之女嫁给舅家之子）婚俗的地方，若该姑娘生子不生女，经一代人后，此田由舅家收回，返回到母亲所属家族。母亲留下的财产，如布匹、金银首饰等由女儿继承。由于家庭主要财产是传子不传女，所以赡养老人的责任要由男儿负担。父母过世，丧葬费由男儿平均分担，女儿则承担分送家族、亲友的孝帕，女婿须送一坛水酒和一头牛或一只山羊及祭幛等礼品。不过，在家庭分工方面偶尔也有例外，在从江一些地方，女子除了从事家务、纺织缝补、经营园地以外，还要承担田间劳动，如担、挑送肥、收谷等，男子反而在家看管小孩。

（三）婚姻

侗族的古代，史无记载，从人们的亲属称谓和《人类起源歌》、《破姓开亲》等侗族古歌中可了解梗概。婚前，男子走访女子，同度恋爱生活。这在黎平、榕江、从江等县叫做“甲腊乜（走姑娘）”，或“俩腊乜（玩姑娘）”、“甲乌（走聚堂）”，史书称“行歌坐月”。男女青年到十四五岁便可参与这种社交。年纪相当的三五个姑娘，不分辈分、订婚与否，聚在一起，或做针线、或纺织；男子同样不分辈分，订婚与否，只要年纪相适，或徒手或携“牛腿琴”和“琵琶”，三五成群，结伴前往姑娘家，唱歌做乐，谈情说爱，直到深夜以至黎明才散。在这些活动中，双方情投意合，愿结成终身伴侣，便互换“记物”，男给女银圈或银环，女给男绣帕花带等，表示订意，而后男方请人登女家求婚。

不经父母许可，双双“私奔”的也有，但为数不多。选择对象，高门大户讲“门当户对”，广大人民多考虑双方的为人处世，道德品质，勤劳简朴。同一房族或不同辈分不婚，堂兄妹、姨表兄妹不婚。侗族历史上曾有过“同姓不婚”的规定，姑娘必须嫁到距离三四十天路程以外的不同家族中去，小伙子也必须到三四十天路程以外去寻找伴侣。造成了不少“丢了错妹半路死，丢了错雷半路亡”的悲剧。现在侗族社会中同一汉姓结婚的相当普遍，但这并不意味着他们是血缘相近的“同门开亲”。然而，侗族民间盛行“姑表开亲”，姑家之女与舅家儿子年纪相适，须嫁给舅家为媳。即使外嫁，也要事先取得舅家许可，且在结婚之时甥女婿要送给舅家礼物，承认表兄（弟）有优先娶表妹的权利。男女年纪十七八岁，便举行婚礼。锦屏、天柱、三穗、玉屏等县，兴合男女“八字”决定婚期，以及“哭嫁”和“伴嫁歌”。届时亲友祝贺，吹唢呐，挑礼品，抬花轿到女家迎亲。女家塞门要迎亲人对答“拦门歌”方能入室。发亲前，新娘与家人同餐，向父母长辈敬酒告别，叫做“吃分离饭”。而后由兄弟背出大门，族中兄弟姐妹亲戚陪送，人数不拘，通称“皇客”，同往男家。到男方家后，男方全家回避，让新娘入室叩拜祖宗。然后夫家的房族亲戚要请新娘伴娘赴宴，叫做“走寨”。再然后由新娘挑着水桶到井边焚香化纸，祭拜“水神”，汲水回归，叫做“出行挑水”，并以此水煮茶祭祀和待客。在男家饮酒对歌，嬉戏三天，新娘、“皇客”回归娘家，谓之“转脚”。新娘当天折返回婆家，有的留住数日，复返回娘家；其后再去接回。如此往来，久而久之，直到身怀有孕，才居住男家。

三、侗族的教育与医疗卫生事业

侗族传统教育，是以尊老爱幼、热爱集体、吃苦耐劳、勤俭持家、遵守规约、身体壮健、能歌善舞为指导思想，使自己的子弟在德、智、体几方面都得到发展。侗族村村寨寨长期以来逐渐形成了按年龄、性别组成的小、中、大梯形级别的歌班（队）。

侗族地区的教育是多侧面、多层次的，既有家庭和社会的传统文化教育侧面和层次，又有以汉文化为背景的学校文化科学知识教育的侧面和层次，从而构成文化内涵丰富的多侧面、多层次的教育体系。

中华人民共和国成立以后，侗族地区建有从江县民族中学、天柱县民族中学、剑河县民族中学和一些完全中学，县内按片区开办初级中学。师范学校是普及初等教育的关键，侗族地区的师范教育稳步发展。

侗族的传统医药理论、技术，均为生活中产生的经验医学，并通过口传心授代代传承，在医学上具有独自的特点，构成了本民族的医药学。中华人民共和国成立以后，侗族的传统医药得到发掘整理和改造利用，同时引进西医西药和中西结合治疗，对保护广大人民群众的身体健康起到了重要的作用。

四、侗族的民风民俗

侗族衣料，在过去，主要是自纺自织自染的侗布，又叫做“家机布”。侗族的古代装束为：男未娶者，“以金鸡羽插髻”，女以“海螺数珠挂颈”为饰。随着汉人的日趋进入和增多，约在清末民初，有不少人逐渐改装异服。靠城镇附近和交通沿线地方，男子的服装，基本上与汉族相似；妇女服饰，有的与汉族服装难分难辨，有的仅保留固有的发式。居边远山区者，大都沿袭传统装束，各具特色，别具一格。

侗族主食现以灿米为主，糯米次之。食油多是菜油和猪油。加工食品，多种多样。有的制作特殊，具有浓厚的民间风味，如“黄米饭”、“灰碱饭”和“乌米饭”等。侗族村落，依山傍水，村旁寨边，大都栽有古杉、古栗、枫木，俗称“风水树”，或千筱箐竹。

侗族的节日，大都和生产与祭祖相关。侗族的传统娱乐，多与社交有关。在民间有“三年芦笙，五年斗牛”之说，是祈求和庆祝丰收的一种娱乐活动。侗族的家庭，为一夫一妻制父系家庭，多为“三代同堂”，也有“四代同堂”的，独身或同代的小家庭也有，为数不多。侗族盛行土葬。

第十六章　仡佬族

全国仡佬族总人口为 57.94 万人，其中贵州仡佬族人口为 55.90 万人，占全国仡佬族总人口的 98.2%，贵州是仡佬族人口的主要聚居区。除贵州外，四川南部古蔺县，广西隆林各族自治县，云南省的文山壮族苗族自治州麻栗坡、砚山、马关、富宁、广南等地也有仡佬族分布。还有一些仡佬族分布在越南等一些东南亚国家。

一、贵州仡佬族人口分布

仡佬族是我国西南地区的土著民族，主要居住在贵州，是最早开辟贵州这片土地的先民之一。仡佬族主要分布在务川仡佬族苗族自治县和道真仡佬族苗族自治县，但在贵州省的西北、西南和北部，包括遵义、仁怀、安顺、关岭、普安、清镇、平坝、黔西、大方、织金、金沙、贞丰、晴隆、六枝、水城等 20 多个市县也有分布。根据最新的抽样调查结果得知，仡佬族人口在 10 万人以上的已有两个县，即务川和道真两个仡佬族苗族自治县。1986 年，国务院相继批准设立务川仡佬族苗族自治县、道真仡佬族苗族自治县，两县的仡佬族人口占了仡佬族总人口的 70% 多。仡佬族人口接近 10 万人的有石阡县（9.7 万多人，2001 年抽样调查），正安县有 2 万多人，从而形成了几个较大的仡佬族聚居区（周国炎，2004）。

仡佬族人口分布的特点是，在黔北、黔东北一带大片聚居的地区，几个甚至十几个村落连成一片的聚居群落比较常见，这一带的仡佬族主要与汉、苗、侗、土家等民族为邻；而在黔西北、黔西南以及滇、桂、川等省区仡佬族零星散居的地区，往往是一个或几个小村落分散在大片聚居的汉、彝、布依、苗、壮等民族之间，呈点状分布。表 3.4 显示了贵州省仡佬族人口超过 1 万人的地州（市）。

表 3.4　贵州省仡佬族人口超过 1 万人的地州（市）（2000）

州（市）名称	人口次序	人口数（人）	仡佬族占州（市）总人口数（%）
遵义市	1	359497	5.5
铜仁地区	2	115313	3.5
安顺市	3	24053	1.0
毕节地区	4	22063	0.3
贵阳市	5	15455	0.4
六盘水市	6	12638	0.5

数据来源：贵州省第五次人口普查数据。

二、贵州仡佬族的文化、社会背景

（一）语言和文字

仡佬族有自己的语言，但没有传统的文字，通用彝文、不少人还会讲苗语或布依语等，汉语是仡佬族进行交际的主要工具。由于较长时间与邻近诸民族在生产、生活方面的密切交往，语言逐渐发生变异，且因受周围民族语言的影响、渗透，固有的民族语言大都已经消失，改用汉语或其他民族语。目前，仡佬族中只有少数人还会说仡佬语。

（二）家庭

仡佬族家庭为父系家长制小家庭，实行一夫一妻制。四代以上同堂的家庭很少，在家庭地位方面男女平等，妇女物权的情况只是少数。父亲或祖父是家长，父死，实行长子继任，即所谓的“长哥如父，长嫂如母”。家庭财产实行父系继承制，一般由兄弟平均分配，出嫁的女子不能继承财产，如果没有出嫁则可以有一份陪嫁。仡佬族的老人一般与最小的儿子共同生活，有幼子在继承财产时优先得到照顾的习俗。父母须留一份“养老田”，由同住一起的儿子耕种，父母去世的治丧费用则由该子负责，并继承这份“养老田”。在仡佬族民间，厌弃父母、不行赡养或虐待老人的做法往往是为人们所不齿的。

仡佬族家庭的生产和劳动分工依性别不同具体分工不同，通常是男主外、女主内。男子一般是生产劳动的主要劳动力，除了田间的农活外，还从事手工业和畜牧业劳动，女子主要从事家务劳动，照顾年幼的子女，也从事一些主要的农活。一般而言，仡佬族男子在生产劳动中的强度大于女子，但也有些支系和地区的仡佬族女子是主要的劳动力，劳动强度比男子大，一般这些地区是海拔较高的山区。此外，按仡佬族习俗，女子一般不能供奉祖先和主持祭祀活动。

（三）婚姻

仡佬族婚姻大多是一夫一妻制。家庭以父系家长制的小家庭居多，男女在家庭中的地位一般比较平等，个别地区也有妇女无权的情况。仡佬族的青年男女有自由恋爱和包办婚姻两类。青年男女于赶场天、节日、喜庆、走亲串寨，相遇时结识，通过对歌方式加深了解，建立感情，于情义深笃后，各自告知父母，征得同意，再由男方遣媒提亲。经自由恋爱缔结婚姻者不多。仡佬族的婚姻主要在民族内部通婚，且以本支系内部通婚为主，通婚范围较小，婚龄一般是16～20岁。姑表婚现象普遍，个别地方还有堂兄弟姐妹婚，姨表婚往往以指腹为婚的形式缔结。无论姑表婚或姨表婚，都属于近亲血缘婚配，为仡佬族人传统上的亲上加亲的婚姻制度，成为仡佬族人口繁衍的一大障碍。

在婚姻禁忌上，仡佬族严格实行同姓不婚。在某些姓氏之间也禁止通婚。如道真县仡佬族韩、何二姓不通婚，同时有辈分不同不能婚配的禁忌。随着社会历史的变化和受其他民族的影响，现在仡佬族的婚姻也从族内婚向族外婚发展。联姻程序及婚礼仪式，各地不尽相同，受《周礼》影响，一般有提亲、问名、纳吉、纳征、请期、亲迎等6道程序。

黔北仡佬族新娘在出嫁前一二个月即停止做农活，专门做针线，称为“赶嫁”。出嫁之前三五日，兴“哭嫁”，用哭嫁的唱词告别父母家人及尊亲外戚。亲友们则以钱物相赠，称为“包礼”。迎娶之日，女方家门边置两桶，盛满清水，一伙青年女子持瓢等候，一俟娶亲队伍到来，即舀水泼洒，淋湿以媒人为主的迎娶者，称为“打湿（实）亲”。迎娶者只有尽快冲进女方家，才能免于继续被水淋。出嫁时辰，新娘由本亲族妇女搀扶，辞拜自家祖宗、父母、尊长。将启程时，新娘丢一把新筷子在身后，然后由兄长或亲族长辈扶入花轿，由亲兄弟“送亲”到男方家。在男方家门口停轿，新娘下轿，陈酒脯奠神驱邪，称为“还车马”或“回喜神”。当天拜天地、拜祖宗。次日拜父母、拜其他亲人。夫妻不对拜。第三天，新郎新娘回拜娘家，称为回门。仡佬族的家庭婚姻关系牢固，很少离异。配偶亡故，可以再婚。寡妇再嫁，同样得到亲友的尊重和社会舆论的理解。

仡佬族允许“招赘婚”。一般是因为“膝下无子”，或虽有子而年幼，才招赘上门。入赘的女婿改从女方姓，所生子女也随女方姓。入赘女婿名分列入宗支，享有继承财产的权利，也得到亲友的尊重与支持。

三、仡佬族的教育与医疗卫生事业

仡佬族的教育有两类：一是传统知识教育，二是学校教育。传统教育是由家庭和社会自发承担，比如农业知识的传授，纺纱织布的传授，饮食起居、人情往还等日常生活生产所需知识的传授，都是由长辈口头传授和听众的耳濡目染来实现。学校教育是在封建王朝推行教化政策中产生和进行的。早在唐宋时期就已经初具规模。经历了各朝各代的延续和改善，在新中国成立以后，仡佬族地区的教育事业也随着生产的发展、生活的改善发展较快，政府拨款新建学校、加强师资，鼓励入学，农村扫除文盲率已达到 95 %以上。

仡佬族民间普遍用草药治病，伤风、感冒、泻肚、跌打损伤等病，一般人家多能自行采药医治。20 世纪 80 年代，仡佬族除了用中草药治病外，还采集党参、血藤、续断、刺黄连、龙胆草、天麻等卖给国家，为国家增添药源，为自己增加收入。同时，国家注重扑灭传染病，在仡佬族聚居地区设置卫生院、医院，配备药物、病床，派调医务人员。仡佬族人已经能够享受现代药物和技术来治疗疾病。

四、仡佬族的民风民俗

20 世纪前后，仡佬族人口急剧减少，居住区域迅速缩小，仡佬族聚居地多呈点状分布在其他各民族生活区域之间，而各地的仡佬族人在与周围其他民族的共同生活中，通过互相影响互相学习，其生活习俗、饮食服饰等方方面面也发生着不同程度的变化。

古代仡佬族的住房多为干栏式建筑，贵州北部地区的仡佬族至今仍保留着传统的住宅样式。其他地区的仡佬族多住依山而建的土木房屋，一般是一列三间，中间为堂屋，供有神台，不住人，两边分别是一间卧室、一间厨房。

仡佬族人的传统服饰很有特色，男女都穿筒裙，裙料由染色羊毛和麻编织而成；女子上着齐腰短上衣，绣着鳞状花纹，下着无褶长筒裙，以青、红、白三色分为三段，外罩前短后长的青色无袖长袍，头缠青布长头帕，脚穿钩尖鞋。男子的服装多为对襟短衣，头缠青布或白布长头帕。

仡佬族是一个农业民族，自古以来，农业都是社会经济的基础。山地种植玉米，平地种植水稻，因此，这两种作物也是仡佬族人最主要的粮食。仡佬族人习惯把玉米粉放在蒸笼里蒸熟，叫做玉米干饭；这是仡佬族人一年四季餐桌上的主食，如果在节日里或是有远客临门，他们就在玉米面里加上相等的白米蒸熟，称为“混合饭”。为了祛潮取暖，仡佬族人每餐都少不了一锅辣椒汤。仡佬族人的辣椒有多种吃法，如辣椒粥、霉豆腐辣椒、豆辣椒等。除农业外，仡佬族的冶炼业也颇为突出，手工打铁业比较发达，因此，史书上把有些地方的仡佬称为“打铁仡佬”，历史上长期占有显著地位。纺织业很普遍且具有特色。种茶历史悠久，所产茶叶在古代就已声名远扬，唐代陆羽所著《茶经》上称“其味极佳”，被列为贡品。

辣椒骨为仡佬族的典型食品，也是最受他们喜爱的食品，是仡佬族传统汤菜和佐料，用猪骨入鸡肉及大量辣椒粉腌制而成，特点是辛辣开胃。其制法是先将猪骨捣碎，再加适量的辣椒粉，拌入烧酒、花椒和食盐，放入坛中密封，十天半个月后即可开坛食用。食用时，可单独熬汤，也可做配料与其他肉菜一起做菜，尤其是食玉米饭时必不可少。

仡佬族因长期与汉族杂居，生活习俗等方面和当地汉族相似。节日大体与汉族相同，春节是他们最大的节日。除此之外，农历三月，春雨融融、万物复苏的时节，仡佬族要过传统的仡佬年。祭神树是仡佬年最重要的活动，这起源于仡佬族古老的自然崇拜。祭祀时，由主祭人带领全村男子绕村寨周围的山坡行走一周，然后在神树下杀鸡宰羊，进行献祭，同时吁请神灵享用祭物，还要祈祷神树保佑全寨清洁平安、五谷丰登。而每年的农历六月初二，是仡佬族的“吃虫节”。这一天，家家饭桌上都摆着几盘别具风味的菜——油炸蝗虫、腌酸蚂蚱、甜炒蝶蛹等。

仡佬族的民间文学有诗歌、故事、谚语等，诗歌多为便于传唱的小调，分为三言、五言、七言等。仡佬族的乐器有二胡、横箫、唢呐、锣鼓等。仡佬族演奏的“八仙”乐曲富有民族特色，唢呐是仡佬族喜庆佳节不可缺少的乐器。生活在大山中的仡佬族，还以其多有技艺精良的石匠而远近闻名。他们在石墓、石碑、牌坊、桥梁、栏杆等用品和建筑上的石刻独具特色，采石场上常常传来他们那粗犷豪放、山鸣谷应的石工号子。

第十七章　水　　族

水族自称“睢”，是由历史上“百越”族群中“骆越”的一支发展起来的，水族是我国岭南地区的古老民族，大多数居住在贵州黔南布依族苗族自治州的三都水族自治县，与三都毗邻的荔波、都匀、独山，以及黔东南苗族侗族自治州的凯里、黎平、榕江、从江等县市，此外，少数水族人散居在广西壮族自治区西部的南丹、宜山、融水、环江、河池、都安、来宾等县市。据 2000 年人口普查资料显示，水族总人口为 40.69 万人，水族在我国 31 个省、自治区、直辖市中均有分布，主要集中聚居在贵州省，共有 36.97 万人，占水族总人口的 90.86%。主要分布在黔南自治州三都水族自治县、荔波县、都匀市、独山县，黔东南自治州榕江县、丹寨县、雷山县、从江县。另外，水族人口在1万人以上的还有云南省和广西壮族自治区。

一、贵州水族人口分布

水族是一个历史悠久的民族，分布在贵州省苗岭山脉以南，龙江和都柳江上游地区，主要聚居在黔南布依族苗族自治州，以三都水族自治县为中心，由邻近的都匀、独山东至榕江、从江、南至荔波，延至广西的南丹、河池、环江、宜山等地。

从增长幅度上看，水族人口在贵州总人口的比重有逐渐上升之势。三都是全国唯一的水族自治县，据 1990 年人口普查统计，居住在三都的水族人口为 16.4 万人，占贵州水族总人口的一半以上。2000 年人口普查统计显示在贵州省的水族人口达 36.97 万人。表 3.5 显示贵州省水族人口超过 1 万人的地州、市。

表 3.5 贵州省水族人口超过 1 万人的地州（市）（2000）

州（市）名称	人口次序	人口数	仡佬族占州（市）总人口数（%）
黔南布依族苗族自治州	1	286862	8.0
黔东南苗族侗族自治州	2	62492	1.6
六盘水市	3	10013	0.4

数据来源：贵州省第五次人口普查数据。

二、水族的文化、社会背景

（一）语言文字

水族有自己的语言——水族语言。传说故事是水族口承文学的重要内容之一，水语跟同语族的壮语、傣语相比，内部差别较小，各地水族一般都可以用水语互相通话。水族有一种古文字，水族将它称为“泐虽”，“泐”即文字，“虽”即水家，意为水家的文字或水家的书。作为一个人数不太多的民族而拥有自己的文字，是很奇特的现象。水族的文字，现在仅存400余字，显然不能作为日常进行思想交流和交际的工具。仅仅局限在记载年月日时、方位、吉凶。现在则通用汉文。水族古文字由三类组成：一是图画文字，二是象形文字，三是借用汉文字。由水族古文字写成的水书是水族文化的典籍，是水族语言文化思想的高度概括，它以其独特的魅力和极高的研究价值，受到世界语言学界的瞩目，吸引着越来越多的国内外专家、学者到荔波研究。

（二）家庭

水族家庭是父系制小家庭，整个家庭由父亲支配。家庭之上有家族、房族、宗族一系列氏族制度的组织，有的地方族中设有议事会，即各级长老会议。当族内成员之间发生问题或矛盾时，就由长老会议调解和处理。父亲是一家之长，负责掌管家里的经济、安排生产、主持婚丧大事等。若父亲年迈或死亡，则由长子接任家长。家庭内分工“男耕女织”，在劳动生产中，大致分工是男子犁田打猎，女子插秧种地，共同收割运送谷物。在日常生活中，男子对外社交，妇女主持家务，喂养牲口、酿酒、纺织等。妇女地位比男子低。独子家庭一般不分家，大多数多子家庭在儿子结婚后，由父母公平地分配家产，而后分家。父母多与幼子或自己喜爱的儿子共同生活。在家庭中，只有男子有财产继承权。女儿出嫁有嫁妆，未出嫁的女儿都留有“姑娘田”，谁种就由谁负责为姑娘置办嫁妆。

尊老爱幼是水族人民的传统美德。人们在长辈面前，说话要轻言细语、谦逊、诚恳。待女客时，所杀的牲口均需要留一只膀腿让客人连同糯米饭或粽粑带走，以示好客和宾主之间友谊长存。留客过夜时，主客分性别陪同过夜，不使客人感到寂寞。家中妇女生育或牲口下仔，门上挂草结作标志，来访者止步。农户家的卧室，他人不得入内。来访者不得与儿媳开玩笑或闲谈等。

（三）婚姻

在水族人的观念中，缔结姻缘是一件严肃的大事。他们信守“同宗不娶”的信条，有的同宗即使已相距千里之遥、相隔几代或数十代之远，也不允许通婚。否则，将受到舆论的谴责和习惯法的惩治。水族因受传统习俗与禁忌的影响，普通家庭都限于一夫一妻。

水族婚姻习俗中，实行单方面姑舅表婚的较多，姨表婚的也有。水族婚姻一般要经过谈婚、订婚、结婚三个阶段。青年男女婚前享有充分的社交自由，称为“赶表”。时间多选择在年节、赶街期、喜事等集会中进行，或在农闲季节时。一村的男青年邀约到另一村的某亲戚家，晚上该村的女青年都来到这一家，男女分坐火塘两边，互相对唱，如有互相中意者，便邀约到其他地方或寨外对唱、交谈，若双方情投意合则互赠信物，继续约会。水族“赶表”有一定的规矩，男女双方对唱或交谈时要避开女方的亲戚，双方只能背面或侧面交谈，行为要规矩，语言要文明，双方之间要互相尊重，不能有越轨行为。双方若打算结为夫妻时，则要互相赠送穿戴衣物，作为定情凭据，并由男方遣媒人到女方家提亲。一般媒人都要跑好几次，前几次去若女方不松口不能带酒、糖等物品，直到待女方松口时，才能带上几斤酒、几斤红糖到女方家。待女方许诺婚事时，则要喝火笼酒（定亲酒），压八字（即送生辰八字帖）、选定结婚日期、送大礼、送小礼等。过去定亲时，由男方送女方两套衣服、10 斤肉、10 斤酒；结婚时送 6 套衣服、40 斤肉、40 斤酒。女方回送 1～2 双鞋子，有的还送帽子。现在有的男方要送给女方几百元甚至上千元的现金，有的还要置办家具、家电等结婚物品。女方的嫁妆则根据各人的家庭情况置办，一般是送被褥、衣物、箱柜、桌椅等。结婚日期多半是定在冬、春两季，或是根据女方生辰八字来选定吉日，一般不选择夏季，因夏季会打雷，水族认为在结婚日碰上打雷会不吉利。男方迎娶新娘时，要请一位懂礼仪的人为掌事，率领迎亲队伍，而女方家则要设置路障，由男方按规矩撒姊妹粑、送姊妹钱和一只姊妹鸡后，才能撤掉路障。不管双方家距离多远，迎亲者都要在女方家过夜。男方要送两个大粑粑给女方亲友吃。当晚新娘由其女伴陪同，并把男方所送的姊妹鸡杀掉，把姊妹钱分给大家，然后唱姊妹歌。歌完才替新娘梳妆打扮，天亮时把新娘送往男方家举行婚礼。婚礼的当晚要唱山歌，新娘新郎要给来客敬酒。过去，新婚夫妇头 3 天不能同房，新娘由伴娘陪睡，有的要待来年才能同房。结婚 3 天后，新娘、新郎回门，有的当天回来，有的隔几天回来。老厂、新堡一带则要等女方怀孕后，才能接回男方家。等新娘生了孩子时，各家都要送“祝礼”，一般送两升糯米、20 个鸡蛋、几件小孩衣物等。背兜两个，要由女方娘家送。过去如妻子不能生育，丈夫可以再娶，但不得歧视结发妻子，不得轻易离婚。无子可抱养子，养子可继承家产。若有女无子者，可招婿，赘婿不一定改姓，亦可继承财产。如有一子一女者，女婿属入赘的，则财产子女各半。而嫁出去的女儿则无财产继承权。

三、水族教育与医疗卫生事业

（一）教育事业

水族的教育事业最早应该起源于“泐虽”，它是由水族的古文字著成的水书，是水族的文化遗产。虽然它涉及的文字较少，但对于水族人民的思想意识、日常生活都有着十分重要的意义，也是水族文化传承的重要途径之一。关于水族汉文化的学校教育可以追溯到明代，中华人民共和国成立以后水族地区的教育事业得到了全面的发展。目前，水族民众均已享受到国家提供的免费九年义务教育。

（二）医疗卫生事业

水族地区历史上被称为“瘴疠之区”，历代统治阶级推行民族压迫和阶级压迫政策，医疗卫生事业极端落后，在水族民间也有很多医疗方法，民间使用的草药，名目繁多，各地名称不一，医生多是问病配药或凭经验治病配药。民间医生除用草药治疗外，还有一整套疗法，如刮痧、拔火罐、推拿按摩、针灸、口咂疗法等。水族民间医生，传授医技多“单线”往下传，多数传给儿子，也有不传给自己家人，而只传给最亲的外人，如传给外甥等。中华人民共和国成立以后，党和政府十分关心水族地区的医疗卫生事业的发展。增设卫生医疗保健机构及村级卫生室等，增派医务人员，大大发展了水族地区的医疗水平。

四、贵州水族的民风民俗

贵州地形属于高原山地，水族人民主要从事农业，他们的农业为山地稻作类型，水田是他们的耕作对象。所以在高原山地上，各个山头都分布着层层的梯田。水族人的家园是“房前有田，屋后有竹”。因为按照习俗，各家每有孩子降生，都会在屋后种上竹子，以显示家里的人丁兴旺。水族地区的田地灌溉得地区之利，大家在高山上的河上或溪上修坝蓄水，然后开渠引水灌溉。人们的水田里都会养上田鱼，以田里的营养植物为食。到水稻收割季节，再开渠放水，同样也能做到鱼米丰收。水族主食大米或糯米，一般日用三餐。凡节日、红白喜事、待客，均要食五色糯米花饭或糯米制品。过去，多数人家还要辅以玉米和红薯等杂粮。水族人喜食酸辣，饮食中少不了酸菜、辣椒等调味品；喜欢自己腌制腌肉，把骨头碾碎腌制成骨渣；腌制泡菜、酸辣椒、豆豉、卤腐等，并能烤制米酒。水族人栽种的蔬菜主要有白菜、青菜、萝卜、莲花白、韭菜、茄子、辣椒、各种豆类等，并根据季节采集一些野生植物食用。肉食有鸡、鸭、猪、牛肉、鱼、虾等。历史上，水族人喜吃狗肉、鼠类、蛙类等。

水族服饰也很有特色。水族过去是用火麻、刺麻、葛麻、薯皮等原料纺织成布料做衣服。水族男子穿大襟无领蓝布衫，钉铜钮或盘钮，戴瓜皮小帽，老年人着长衫，头缠里布包头，脚裹绑腿。妇女穿青黑蓝色圆领立襟宽袖短衣，下着长裤，结布围腰，穿绣青布鞋。妇女服饰是上着右衽大袖宽衣，较短，钉铜钮或盘钮，衣领、袖口、衣边镶花边，下穿裙子，长至膝下，不系围腰，脚穿船形钩尖花鞋。年老者则喜欢穿白色衣服，裹脚布，袜子均为白色，打白色或黑色包头。妇女戴耳环和圆形、扁形、抛花等样式的手镯，手上还要烙点，团转 8 颗，中间 1 颗，有的只烙左手，有的则双手都烙，一般是用针扎后再涂上墨。随着社会的发展，水族的服饰有所变化，大袖宽衣逐渐消失，传统服饰只有部分老年人还保留着，其他大多数水族的服饰已与当地汉族相同。而节日和婚嫁盛装与平时截然不同。婚礼服上装的肩部一圈及袖口、裤子膝弯处皆镶有刺绣花带，包头巾上也有色彩缤纷的图案。头戴银冠，颈戴银项圈，腕戴银手镯，胸佩银雅领，耳垂银耳环，脚穿绣花鞋。

水族妇女心灵手巧，从小除了做家务、农活，还要向母亲学习女红刺绣。水族妇女会一种马尾绣，它是将白色马尾缠绕上白丝线，再加上其他色彩丝线，刺绣出各种图案作为衣服上的装饰。这种马尾绣不管是美观价值还是艺术价值都是值得称颂的，是难得的工艺品。

值得一提的是，水族也有自己的节日。其中最大的节日是端节，这相当于汉族的春节。水族有自己的历法，端节是以水书水历推算出来的。就选择在水历 12 至次年 2 月（相当于农历 8 月至 10 月）。端节时，各家各户杀鸡宰羊，祭祀祖先，欢庆丰收。水族人热情好客。进入水寨，不管是到谁家，家里的主人都会拉客人喝酒，拿出最丰盛的食物招待客人。最值得一提的是，水族的“九阡酒”是他们的传统佳酿。上好的九阡酒色呈黄色，香气袭人，远在十几米以外都能闻到。水族人从小就会喝酒，在孩提时家里就给孩子甜酒，成年的水族人更是“千杯不倒”。不过在水族，大家都是用土碗喝酒的。待在一家吃完了饭，去第二家，主人还是用好酒好饭来招待客人。只要你一直在水寨中，就得一直喝酒吃饭。没喝醉主人是不会放你走的。端节时，青年男女在“端坡”周围奏乐歌舞，而且举行赛马、斗牛、文艺演出、放映电影、亲友欢聚会餐等活动。邻近的苗、侗、布依、壮、瑶、汉等兄弟民族上万人前来参加。

水族人还过卯节。他们自称这是“东方的情人节”。卯节只是三都县九阡地区和与之相邻的荔波县部分地区水族人过的节日。日子要选在插秧结束之后的水历九、十月（阴历五、六月）的卯日，并以辛卯日为上吉日。不过卯节是分四批轮流过。由于“端节”和“卯节”事实上都是过年，故过端节的地区不过卯节，过卯节的地区不过端节。卯节时青年男女同样进行歌舞活动。此外各家也要欢庆节日，因为卯节除了有情人节的意义，也有过年的意义。

水族葬俗实行棺木土葬。一般在一空场地或庭院内竖起纸钱树，用树枝在院场周围插成弯曲的通道，请“老摩”（巫师）主持和念经，并举行“转场”活动，“老摩”要一手牵牛，口念开路经，顺通道转，为死者“驱鬼开路”。与此同时还要吹唢呐，敲响锣鼓以慰亡灵。如死者是老人，要扎一富丽堂皇的孝房，以供祭奠。以前，每个家族都有坟地，且要由风水先生选定墓地。死者出殡时，棺木上要放一只“踩棺鸡”（规定要用红公鸡），孝男孝女们要趴在地上，让棺木从头顶上抬过，作为“搭桥”。到墓地后，则要用鸡、酒在选好的地方祭供。如死者是 90 岁以上的长寿老人，来帮忙或吊孝的亲友还要向死亡家属要一个碗带回家，认为可保孩子长命。一些经济条件好的，还专门定做一批刻有死者生卒年月和吉利话的碗，用于馈赠。

第四篇

调查结果与分析

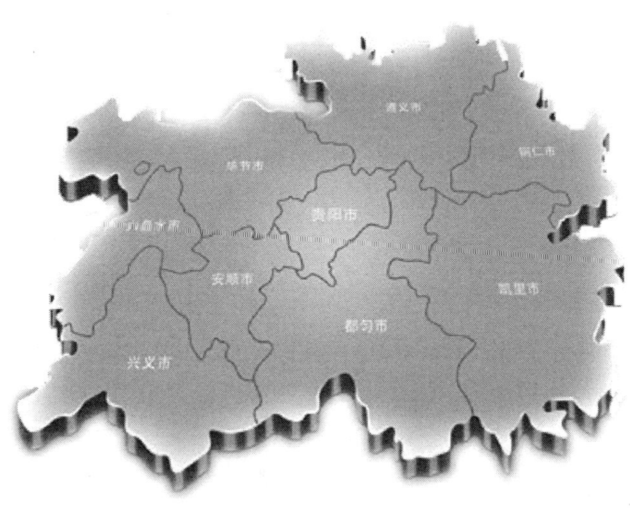

由于项目调查的样本量较大，涉及的面较广，多数对象住在边远的山区，每一个对象都得由我们的调查员亲自访谈，加之调查必须取得当地政府的协助，而人口计生工作任务繁重，需等待他们相对有空余时间时才能进行调查，所以整个调查过程耗时较长。一共向各少数民族人群发放 2000 份问卷，收回有效问卷 1946 份，问卷回收率为97.3%（附件 3，4，5）。调查问卷由调查员亲自发给被调查者，除了极少数的未婚人群采用自填问卷外其他都由项目调查员亲自面对面访谈填表，当场收回问卷，问卷回收率高。给 25 名计生服务人员发放问卷，收回有效问卷 25 份，并且成功地完成了对 25 名人口计生干部的深入访谈。下面将从少数民族对象的基本情况、各年龄段少数民族生殖健康状况、人口计生管理干部深入访谈结果和计划生育技术服务人员访谈结果几个方面来总结描述调查结果。

第十八章　少数民族对象的基本情况

下面将从对象的个人信息、避孕与生育状况、掌握生殖健康/计划生育避孕知识的情况、生育意愿和与配偶交流以及对计划生育/生殖健康工作改进的建议 5 个方面来展示此次调查获得的少数民族对象的基本情况。

一、对象的个人信息

一共有 1946 个对象接受并完成了全部调查。其中女性为 969

人，男性有 977 人。表 4.1 显示了各民族的实际受调查人数。从表 4.2 可见苗、侗、布依、仡佬和水族少数民族的年龄分布，对象的最小年龄为 14 岁，最大为 86 岁，平均年龄为 35.3 岁。调查也发现除苗族女性平均年龄比男性高 0.5 岁外，其余四个民族男性平均年龄均高于女性 1.1 ~ 2.3 岁。总的来说受调查的五大少数民族无论是数量还是年龄都较相近，具有可比性。

表 4.1　苗、侗、布依、仡佬和水族少数民族的受调查人数

性　别	民族（N）					
	苗族	侗族	布依	仡佬	水族	总数
女性	201	196	196	182	182	969
男性	189	193	199	198	198	977
总体	390	389	407	380	380	1946

表4.2　苗、侗、布依、仡佬和水族少数民族的年龄分布

对象民族	平均年龄	人数	Std.Deviation
苗	35.1	390	13.9
侗	35.4	389	13.9
布依	36.1	407	16.8
仡佬	35.3	380	14.9
水族	34.6	380	14.9
总和	35.9	1946	15.0

调查结果显示，受调查的少数民族的受教育程度以初中居多（37.5%），而接受大专以上教育的仅为 6.8%。妇女的文盲率高出男性8.4个百分点，女性具有小学教育程度的人数约高于男性，而具有初中、高中和大专以上教育程度的人数比例男性均高于女性（见表4.3）。这个结果与汉族的调查结果相近。表明无论是汉族还是少数民族，都存在教育的性别不平等，要想提高人口素质就必

须重视妇女教育，重视女孩教育，因为她们是未来的母亲和建设者，而母亲是孩子的第一任老师，因此妇女和女孩的教育关乎着人口素质的提高。表4.4显示了配偶的受教育程度，可见妻子的文盲率明显地高于丈夫，多数女性的配偶有初中教育水平，但多数男性的配偶只有小学教育水平。这也支持女性的受教育程度低于男性的发现。

表 4.3 少数民族分性别受教育程度 （%）

性 别	受教育程度				
	文盲	小学	初中	高中	大专以上
女性	13.2	28.0	34.1	18.9	5.8
男性	4.8	23.5	40.8	23.1	6.8
总体	9.0	25.7	37.5	21.0	6.3

注：$P<0.001$。

表 4.4 配偶的受教育程度 （%）

性 别	受教育程度				
	文盲	小学	初中	高中	大专以上
丈夫	4.5	29.9	45.6	11.5	8.5
妻子	19.4	35.2	29.1	9.9	6.4

五个民族中水族文盲率最高（18.4%），侗族最低（2.3%）。具有高中和大专以上教育程度的人数也是侗族最多（见表4.5）。侗族的受教育水平高于其他民族，可能与他们地处交通较为发达、经济发展地区有关。许多受访的较年轻对象都不会说侗族语言，只说汉话，穿汉服。

表 4.5　少数民族的受教育水平　　(%)

文化程度	民族					
	苗族	侗族	布依	仡佬	水族	总体
文盲	5.7	2.3	13.5	5.0	18.4	9.0
小学	33.6	15.2	28.7	16.3	34.7	25.7
初中	40.2	29.6	46.1	47.1	24.2	37.5
高中	15.6	32.3	11.5	23.4	22.5	21.0
大专以上	4.9	20.6	0.2	8.2	0.2	6.8

注：$P<0.001$。

表 4.6 显示，受调查少数民族绝大多数来自农村，调查只涉及少数民族，而大多数少数民族是生活在农村的，调查对象中无论是男性还是女性都有73%以上的人口居住在农村。布依族和水族是我们最开始调查的两个少数民族，根据标书，在选择目标人群时主要考虑民族的分布，没有强调要区分农村和城镇，因此造成布依族（94.3%）和水族（96.1%）人口绝大多数都来自农村（见表 4.7）。后来我们也注意到数据的偏颇性，在后面三个民族的调查中，注意了居住地的分布，即农村和城镇对象的比例搭配，以期对象的选择更加合理，更具有可比性。

表 4.6　少数民族居住地　　(%)

性　别	住址	
	农村	城镇
女性	77.5	22.5
男性	73.5	26.5
总数	75.5	24.5

表 4.7 少数民族居住地 （%）

居住地	民族					
	苗族	侗族	布依	仡佬	水族	总体
农村	74.7	48.8	94.3	62.9	96.1	75.5
城镇	25.3	51.2	5.7	37.1	3.9	24.5

注：$P<0.001$。

从职业分布来看，受调查的少数民族以农民为主要职业（60.8%），从事工人、公务员、老师、工程师和其他职业的男性略高于女性。而有趣的是，调查中从事商业的女性少数民族比男性多出 3.2 个百分点（见表 4.8）。这可能是女性做一些小本生意的较多，一些妇女在丈夫外出打工的情况下，在家里卖一点小百货、蔬菜等贴补家用。

表 4.8 少数民族男性和女性的职业分布 （%）

职 业	性别		
	男性	女性	总体
农民	59.8	61.8	60.8
工人	5.3	3.6	4.4
商业	1.9	5.1	3.5
公务员/老师/工程师	9.1	6.0	7.6
在家	3.5	6.2	4.9
其他	20.4	17.3	18.8

注：$P<0.001$。

表 4.9 的调查结果显示，侗族从事农业的人数明显少于其他民族，女性为 32.7%，男性为 37.3%，苗族、布依族和水族从事农业的人口比例比侗族的高出 25 ~ 42 个百分点，就是仡佬族也比侗族多 14 ~ 21 个百分点的人从事农业生产。从事公务员、老师或工程师职业的比例，侗族也明显地高于其他民族。调查也发现侗族的汉

化程度高于其他民族，这可能由于被调查的侗族所在县——玉屏县相对于其他四个调查点经济发展是最好的，从而造成侗族对象无论是在教育水平还是在职业层次上都高于其他四个少数民族。

表 4.9 苗、侗、布依、仡佬和水族的职业分布 （%）

职业	苗族		侗族		布依族		仡佬族		水族	
	女	男	女	男	女	男	女	男	女	男
农民	74.4	62.3	32.7	37.3	74.0	73.9	53.3	51.0	74.2	74.2
工人	5.0	10.9	8.2	7.3	1.4	0.5	1.6	6.1	1.6	2.0
商业	3.5	1.1	8.7	1.6	0.5	0.6	13.2	6.1	0.5	0.5
公务员/老师/工程师	3.0	6.0	19.9	25.4	0.5	1.0	6.5	13.6	0.5	0.5
在家	8.5	2.2	10.2	9.3	1.4	1.0	11.1	5.6	1.2	0.6
其他	5.6	17.5	20.3	19.1	22.2	23.0	14.3	17.6	22	22.2

注：$P<0.001$。

此次调查也涉及少数民族的婚姻状况，我们从未婚、初婚、再婚、离婚和丧偶五个方面对对象进行调查，这里所说的初婚是指现仍处于第一次婚姻状态。结果显示，有 68.6% 的受调查者为初婚。虽然男性的离婚率高于女性，但总的来说都很低，如表4.10所示，说明少数民族的婚姻还是比较稳定的，这与我们前面“少数民族概况”所描述的相同，苗族、侗族、布依族、仡佬族和水族五个少数民族都倡导“一夫一妻制”和婚姻家庭的稳定。女性的丧偶率高于男性，这可能与男性的寿命普遍低于女性有关。另外，女性的再婚率却比男性低，这与刘达临的研究是相吻合的。

调查还发现，只有 10.8% 的女性和 8.8% 的男性少数民族对象选择汉族为配偶，其余的都是与少数民族结的婚。这可能是绝大多数对象来自农村，而接受调查的农村几乎整个村都是少数民族，加上农村少数民族更多保留本民族的传统，都愿意找自己同族的人结婚。

表 4.10　少数民族婚姻状况　（%）

性别	婚姻状况				
	未婚	初婚	再婚	离婚	丧偶
女性	21.2	72.8	1.5	1.1	3.4
男性	27.7	64.5	3.9	1.2	2.7
总体	24.5	68.6	2.7	1.2	3.0

注：$P<0.001$。

结果显示，调查对象平均月收入为 357 元（SD:447.9），最低月收入为零，最高月收入为 3000 元。其中月收入为 0 的就占 19.1%，月收入少于 100 元的占 43.9%，月收入少于 300 元的占 66.4%，月收入少于 500 元的少数民族占总数的75.8%，月收入少于 1000 元的对象占全部对象的 91.3%，而月收入小于 1500 元的对象占总体的 97.2%。绝大多数的月收入都在 500 元以内，调查对象的经济状况普遍较差，这可能是由于大部分对象生活在贵州山区农村，没有固定的收入。另外有近 1/5 的调查对象没有经济收入，可能调查对象中有 15 ~ 20 岁的未婚人群，他们中不少仍在读书，不可能有收入。

二、避孕与生育状况

本课题还对少数民族对象的避孕与生育状况进行了调查，结果发现，对象的平均妊娠次数为 3.1 次（SD:1.18），最少的妊娠次数为 0 次，最多为 6 次。回答此问题的主要是已婚育龄妇女和老年女性对象，表 4.11 显示对象的妊娠次数主要集中在 1 ~ 2 次。调查也发现年轻的对象一般都只有 1 ~ 2 次妊娠，而高妊娠率多集中在年纪大的人群。

表 4.11 少数民族妊娠次数和百分比

妊娠次数	频数（人）	百分比（%）
0	23	3.2
1	215	30.2
2	257	36.2
3	111	15.7
4	70	9.9
>4	33	4.7

注：N，709。

有 1465 名对象回答了问题“现有存活子女数”，1449名对象回答了问题“现有存活男孩数”，表 4.12 的结果显示，有超过 71.4% 的对象有 1 ~ 2 个小孩。53.6% 的对象有 1 个男孩。有 22.6% 的对象有 3 个或 3 个以上的小孩。

贵州省计划生育条例规定夫妻双方是农民，符合下列条件之一的，可以生育第二个子女：①第一个孩子是女孩的；②夫妻双方或一方是少数民族的；③男到独生女无儿户家结婚落户的。我们的调查对象都是少数民族而且以农村户口为主。按理说应有更多的对象有两个小孩，但调查发现只有 32.8% 的对象有两个小孩，有 38.6% 的有一个小孩，这可能随着社会经济的发展和教育水平的提高，年轻的少数民族追求自身生活质量的提高和小孩的质量，不想多要小孩或不急于再要小孩。调查时一些年轻的少数民族夫妇也告诉我们“现在还年轻，多出去打点工，挣些钱，不想多要小孩”；“现在什么都要钱，没钱拿什么再养小孩”等。但领取独生子女证的人却不多，仅为 6%。现只有一个小孩的夫妇可能正如上所说的，现在还年轻，希望多挣些钱，也许将来会再要一个小孩。

表 4.12 少数民族现有存活小孩数和男孩数

存活孩子数/存活男孩数	有孩子频数/有男孩频数（人）	有孩子（%）/有男孩（%）
0	87/304	5.9/21.0
1	566/777	38.6/53.6
2	481/270	32.8/18.6
3	215/68	14.7/4.7
>3	116/30	7.9/2.1
总体	1465/1449	

为了母婴的健康，减少孕产妇和婴儿死亡率，国家一直在努力的提高各地的住院分娩率。但在我们的调查中有高达 44.3% 的对象是在家里分娩的（表 4.13）。造成这么高比例的人在家分娩的原因，有些可能是习惯于在家分娩，有的是因为经济原因，有的是交通不便和其他的原因。而且少数民族孕产妇接受产前检查的比例也不高（48.7%），远远低于全省 2000 年 80.5% 的孕妇产前检查率。这应该引起有关部门的重视。

2002 年，贵州省余庆县委、县政府提出了“政府为主、社会为辅、政策推动、着眼未来”的思路，出台《农村独生子女户、双女绝育户养老金管理使用办法》，从并不宽裕的财政里挤出一块资金，率先在全国启动了农村计生“两户”养老保障工作。根据这一办法，农村独生子女户和“双女户”的农民，男方在年满 60 周岁、女方在年满 55 周岁后，每户每月可以从养老基金中领取基本生活费 80 ~ 100 元。余庆县首创的农村“两户”养老金政策，促进了贵州省的计生工作从“处罚多生”向“奖励少生”转变。2004 年，贵州由省、地、县自筹资金，全面实施农村部分计划生育家庭奖励扶助制度。各县区出现你追我赶的好局面。这一项目的实施，对独生子女户和“两女户”养老起到了有力的保障作用，为全国农村部分计划生育家庭奖励扶助制度的形成打下了基础，为稳定低生育水平和解决农村人口问题找到了治本之策。国家计生委及时发现并总结了贵州省农村计划生育家庭奖励扶助制度，并在各地农村进行了试点。但在我们的此次调查中，只有 25.5% 的独生子女户和 33.6% 的双女结扎户领到了计生养老金，这应引起相关政府部门的重视，好的政策，还要真正执行好，才能给老百姓带来实实在在的好处，尤其应关注地处边远山区的少数民族的利益保障问题。

表 4.13　少数民族孕产妇分娩地点

分娩地点	孕妇人数与百分比	
	频数（人）	百分比（%）
县及以上级医院	155	22.9
县及以上级妇幼保健院	28	4.1
县计生服务站	3	.4
乡级医院/妇幼保健院	91	13.4
乡级计划生育服务站	45	6.6
本村卫生室	39	5.8
私人诊所	10	1.5
在家	300	44.3
其他	6	.9

调查对象中有 109 人曾做过人流，95.4% 有一次或两次的人流经历，究其原因主要是避孕失败和不想要小孩，其他还有未婚先孕等原因。人工流产对于妇女身心的损害是早有共识的，尤其对于未婚女性的伤害更加严重和深远，应该加强这方面的宣传，提高避孕效果，减少或杜绝人工流产的发生。

接受调查的少数民族对象目前采用得最多的避孕方法是女性绝育（43.9%），其次为宫内节育器（24.9%）和男性绝育（7.6%）。而避孕套和口服避孕药的使用率都很低，分别为 5.0% 和 3.0%。由于国家计划生育政策规定生育两个小孩的夫妇需接受绝育手术，在广大农村，无论是计生服务人员，还是对象本身，都较愿意选择女性绝育，其原因我们将在后面述之。

在回答问题“现用避孕方法是谁选择的”时，有 49.0% 的对象说是夫妇共同决定的，20.7% 是在医务人员的指导下完成的，14.9% 是由妻子决定的，6.0% 是由丈夫决定的，5.1% 的对象回答他们目前所用的避孕方法是由医务人员选择的，还有 4.3% 的对象选择了其他理由。虽然由医务人员做主决定的现象比以往少多了，但在此次调查中仍有 5.1% 是由医务人员做主决定的 。在此无法判断是一种强制手段还是对象的意愿，在以后的分析中将进一步探讨。对象选用目前的避孕方法的主要原因是“计生政策的要求”（29.0%），其次为“更有效”（25.4%）、“医生推荐”（15.6%）、“副作用小”（13.5%）、“计生干部叫做的”（7.9%）等。可见群众的避孕节育行为受国家计划生育政策的影响还是较大的，既要将国家政策执行好，同时又要顾及老百姓的权利不受损害，将国家政策要求与群众的生育意愿之间的差距缩到最小将是政府面临的挑战之一。另外“医生推荐”在大众选用避孕节育措施时也起到较大的作用，因此，医务人员的技术水平、服务质量的提高就显得很重要。

开展计划生育优质服务，避孕节育方法的知情选择是我国继 1994 年开罗人发大会后对国际的一个承诺，也是我们改进计划生育工作作风、注重人权、关爱人民群众生殖健康的具体体现。实现避孕节育方法的知情选择的前题条件就是要让群众了解和知晓避孕节育知识。本研究调查发现，对象的避孕节育知识是不够的，只有58.4% 和 51.8% 的对象对其所用避孕方法的适用人群和副作用比较或非常了解（表 4.14）。这应该与当地计划生育优质服务，避孕节育方法的知情选择工作的开展不够理想有关。在绝育的人群中，绝大多数采用的是女性绝育术。在回答为什么丈夫不使用男性绝育时，男性和女性对象给出的答案总体是一致的，详细请见表 4.15。主要有“男扎的副作用较多”、“丈夫是一家之主”、“丈夫要工作”以及“丈夫不愿意”等。其实与女性绝育相比，男扎的手术更加简单，副作用更小，但为什么实际还是以女扎为主？男扎宣传的力度不够，基层医务人员男扎的技术水平不高和男权思想的作用等，都可能构成少数民族男性绝育率低的原因。

表 4.14　少数民族了解自己现用避孕方法的程度　（%）

了解程度	了解现用法适合人群	了解现用法副作用
非常了解	15.1	10.5
比较了解	43.3	41.3
不太了解	28.3	31.6
不了解	9.2	11.6
说不清	4.2	5.1

避孕套除了避孕的作用，还有预防性病、艾滋病等作用，政府和专家一直在力推避孕套的普及应用，尤其在性病、艾滋病严重影响人民群众身体健康的今天，避孕套的使用更显重要。但此研究中调查对象避孕套的使用率是很低的，才 5.0%，远远低于北京（25.4%，2000年）和上海（10.7%，2000 年；20.6%，2005年）。问其原因，“不知道该方法”的女性对象居然高达43%，

男性也有26.2%，说明在少数民族人群中对于避孕套的宣传力度较差，尤其是妇女更缺少避孕套的知识。另外丈夫比妻子更不喜欢用避孕套（见表4.16），许多男性对象反映避孕套影响性交时的快感。

表 4.15 丈夫不使用男性绝育的原因

不使用男扎的原因	男性（%）	女性（%）
丈夫不愿意	14.3	12.6
丈夫要工作	20.1	22.2
丈夫是一家之主	25.1	23.3
男扎的副作用较多	31.7	27.1
其他	8.7	14.8

表 4.16 少数民族不使用避孕套的原因

不使用避孕套的原因	男性回答（%）	女性回答（%）
妻子/丈夫不喜欢	2.4	7.4
我不喜欢	16.2	3.2
我俩不喜欢	17.3	23.7
效果差	3.6	4.4
不知道该方法	26.2	45.1
已采取其他避孕方法	30.0	6.0
希望妊娠	1.8	.7
无性生活或年老不需避孕	2.5	9.5

对象换用目前的避孕方法的原因，大多数是由于想改用更先进的方法（35.1%），其次还有使用期已满（12.5%）、副作用（10.7%）、避孕失败（8.6%）和其他原因（33.1%）。调查也发现，有19.2%的女性对象因避孕失败而妊娠，而且绝大多数（75.0%）以人工流产结束因避孕失败导致的妊娠。人工流产对于

妇女的生殖健康是一种伤害，应该提高基层避孕节育的有效性，减少非意愿妊娠，保护广大少数民族妇女的身心健康。

有 88.4% 的对象是不需花钱买避孕药具的，他们可获得免费的服务。这可能是因为大多数调查对象来自农村，而我国目前在农村是提供免费计划生育服务的；就是付费的，绝大多数（70.2%）对象也认为目前的避孕用品不贵。

表 4.17 显示，无论男性还是女性，大多数对象都获得过至少一种的生殖健康服务和咨询服务，但女性获得服务的机会多于男性。这与女性是生育、避孕节育的主要承担者有关。当问及“最近一次得到的生殖健康服务是什么”时，26.1%的对象回答是妇科病查治，16.2% 的说是生殖健康/计划生育咨询服务，49.5% 的说是获得避孕药具的服务，只有 1.3% 和 0.3% 的对象回答是产前检查和性病检测。少数民族获得产前检查和性病检测率仍然很低，这可能是与老百姓的生殖健康、产前检查意识较低，基层生殖健康服务的技术力量薄弱等有关。调查还发现，群众主要从乡级计划生育服务站（61.1%）、乡级医院/妇幼保健院（9.9%）、县计生服务站（10.5%）、县及以上级医院/妇幼保健院（11.7%）获得他们的生殖健康服务和咨询服务。因此，抓好乡级计划生育服务站/妇幼保健院的技术水平和生殖健康服务质量，是确保广大少数民族群众获得高水平生殖健康服务的前题。

表 4.17　少数民族获得生殖健康服务和咨询服务

生殖健康服务和咨询	男性（%）	女性（%）
至少得到过一种服务	66.5	72.5
未得到过服务	18.3	14.8
记不清	15.2	12.7

大多数对象（86.4%）对他们所获得的生殖健康服务是比较满意的。通常用一个地区方圆 5 千米是否有医院来评估这个地区拥有医疗设施的水平。调查中有 78.9% 的对象家距最近的医疗点在 5 千米以内，说明目前基层少数民族的医疗条件有了较大的改善。关于未婚对象婚前性行为和避孕行为的调查结果将在第十九章讨论。

三、掌握生殖健康/计划生育避孕知识的情况

表 4.18 显示了调查对象对计划生育避孕知识的得分情况，结果并不理想，77.9% 的对象得分在 5 分以内，如前所述，一共有 10 种避孕方法可供选择，答对一个得1分，满分 10 分。也就是说有 77.9% 的对象只知道 5 种避孕方法，其中女性掌握的程度比男性略高一些，男性有近一半的对象得分只在 3 分以内。但无论男性还是女性，获得满分 10 分的人数都很低（低于 1%）。这也反映我们在少数民族人群中对避孕知识的宣传力度不够，宣传的有效性不高，达到的效果不理想。但调查也发现，大部分对象（72.3%）知道在哪儿能获取避孕药具。

较多的少数民族对象（47.9%）认为，最有效的避孕方法是女性绝育法，其次为避孕环（IUD）。25.7%对象认为副作用最小的避孕方法也是女性绝育法，其次是避孕套。但调查发现，有不少的对象不知道什么是最有效的（18.4%）或副作用最小的（28.0%）避孕方法。从表4.19可见调查对象对上述问题的回答，其答案是较分散的，不像以前的调查认识都是较集中的。这可能是通过开展知情选择，可供群众选择的避孕方法比以前多了，群众接触或使用的避孕方法多了，自然认识也多起来。至于较多对象并不知道什么是最有效的或副作用最小的避孕方法，其结果与避孕知识的得分偏低是

吻合的。

表 4.18 避孕知识得分 （%）

对象	避孕知识得分										
	0分	1分	2分	3分	4分	5分	6分	7分	8分	9分	10分
男性	4.0	15.6	16.0	14.3	15.4	13.6	8.5	4.4	3.7	4.2	0.3
女性	3.2	12.9	11.4	14.2	20.1	15.3	6.4	7.5	5.4	2.9	0.7
总体	3.5	14.1	13.5	14.3	17.9	14.5	7.3	6.1	4.6	3.5	0.7

表 4.19 少数民族对各种避孕方法的认识 （%）

避孕方法	对象比例	
	最有效方法	副作用最小方法
女扎	47.9	25.7
男扎	5.4	4.9
避孕环	14.9	13.6
口服避孕药	2.7	2.7
皮埋术	0.3	0.2
避孕套	6.0	15.7
注射避孕	0.2	0.3
药膜	0.1	0.3
自然避孕法	0.5	2.4
体外射精	0.7	2.9
不知道	18.4	28.0
其他	2.9	3.3

高达 90.1% 的少数民族对象自我感觉身体状况在较好以上，男性的满意度大于女性（表4.20）。每年只有 33.9% 的对象做一次体格检查，42.7% 的对象说他们没有进行体格检查的原因是认为自

己身体健康，没有必要每年进行体检，26.2% 是由于“没钱”，16.5% 对象说自己“不知道”要每年体检一次，7.8% 的对象说“没有时间”，2.5% 的对象是由于“害怕”，4.3% 的是由于“其他”原因造成他们没有去体检。调查数据表明，少数民族群众自我保健意识还比较淡薄，应该加强这方面的宣传教育，尤其要唤起男性积极参与到生殖健康保健的行动中来。

每年接受生殖健康检查的女性（40.0%）多于男性（13.6%），前者高出后者 26.4 个百分点（$P<0.001$），而且绝大多数每年只接受一次生殖健康检查。表 4.21 显示了分性别的对象未进行生殖健康检查的原因，主要的原因还是认为没有必要和不知道生殖健康，这也更进一步证实少数民族群众自我保健意识不强，相关的宣传教育应该跟上。

表 4.20　少数民族对象自觉健康状况　　（%）

对　象	健康状况						
	很好	好	较好	很差	差	较差	不知道
女性	19.8	31.5	36.9	2.0	2.0	5.2	2.7
男性	25.1	40.9	26.2	2.2	1.8	2.7	1.1
总体	22.4	36.0	31.7	2.1	1.9	4.0	1.9

注：$P<0.001$。

调查也检查女性少数民族是否知道如何进行乳房自我检查，结果只有8.4%的对象表示知道并且定期做自我乳房检查，15.7% 的对象表示知道但不定期做这种检查，而 21.4% 的妇女知道但从未做过此项检查，高达 54.5% 的妇女还不知道如何做乳房自我检查，也就是说有 75.9% 的少数民族妇女从未做过乳房自我检查，这应该给我们相关部门一个警示——加强宣传和教育，提高妇女的乳房的自我保健意识。

表 4.21　少数民族对象未进行生殖健康检查的原因　（%）

对　象	未进行生殖健康检查的原因						
	无人告诉	没必要	没钱	没时间	害怕	超过育龄期	其他
女性	18.7	36.5	12.4	4.5	5.5	19.9	2.5
男性	20.0	43.5	21.9	6.7	3.1	4.8	.0
总体	19.5	40.4	17.7	5.7	4.2	11.5	1.1

注：$P<0.001$。

男性少数民族对象对于性病的了解程度比女性高，表 4.22 列举了调查结果。女性不知道任何一种性病，即性病知识得分为零的人数比例高出男性 15.9 个百分点。得 3 分或 3 分以上的女性只有 18.1%，而男性有 24.5%。调查时列举性行为、日常生活接触、吸毒、输血、生产小孩、胎盘传播、母乳传播和通过医疗器械 8 种性病/生殖道感染的途径，结果大部分对象只知道 5 种以内的感染途径，这方面的知识，男性对象比女性掌握得多（表 4.23）。

表 4.22　少数民族对象有关性病知识得分　（%）

对　象	有关性病知识得分						
	0分	1分	2分	3分	4分	5分	6分
女性	26.2	21.9	33.7	13.1	3.2	1.3	.5
男性	10.3	20.9	44.3	18.1	3.3	1.9	1.2
总体	19.2	21.4	38.4	15.3	3.2	1.6	.8

注：$P<0.001$。

表 4.23 少数民族对象性病传播知识得分

对 象	未进行生殖健康检查的原因							
	1分	2分	3分	4分	5分	6分	7分	8分
女性	0.3	9.7	27.2	36.9	15.9	6.9	2.5	0.4
男性	0.4	11.0	19.9	45.2	14.8	5.4	3.1	0.1
总体	0.3	10.3	23.8	40.8	15.4	6.2	2.8	0.3

注：$P<0.05$。

对象中知道艾滋病的人数也是男性高于女性（详见表 4.24）。调查通过了解少数民族对象对于艾滋病感染途径的知晓程度来折射对象对艾滋病知识的掌握程度。如问："您知道在下列哪些情况下会使人感染艾滋病病毒吗？"可能的答案会有：①输血；②性关系；③拥抱；④接吻；⑤母亲传给胎儿或新生儿；⑥共同就餐；⑦蚊虫叮咬；⑧共用注射器。如果对象答对一个获得 1 分，最高 8 分，分数越高，说明对象掌握艾滋病知识的水平越高。表 4.25 显示对象的艾滋病知识的得分情况，有 82.1% 的对象得分都在 5 分以上。但女性得分在 5 分以上的高出男性 9 个百分点。艾滋病的知晓率男性高于女性，女性掌握艾滋病的信息比男性多。但得满分的人数无论是男性还是女性都不多，这就需要加大宣传力度，让广大的少数民族群众真正地掌握性病、艾滋病的知识，更好地保护自己和家人的健康。

表 4.24 少数民族对象是否知道艾滋病 （%）

对 象	知道艾滋病	
	是	否
女性	81.7	18.3
男性	85.9	14.1
总体	83.8	16.3

注：$P<0.001$。

表 4.25　少数民族对象艾滋病知识得分　（%）

对象	艾滋病知识得分							
	1分	2分	3分	4分	5分	6分	7分	8分
女性	0.2	1.0	3.0	9.6	18.4	24.2	28.5	15.1
男性	1.3	5.5	6.6	9.4	20.7	18.5	22.2	15.8
总体	0.7	3.1	4.7	9.5	19.4	21.5	25.6	15.5

注：$P<0.001$。

在调查中有 44.3% 的妇女告诉我们，她们如果感觉身体不适，首先告诉自己的丈夫，13.5% 的告诉父母。可见亲情在少数民族人群占有较大的分量。18.3% 的被调查女性少数民族对象自觉生殖系统有不适，但其中只有 64.2% 的妇女去看医生。当问及那些自觉生殖系统有不适的妇女为什么不去看医生时，她们给出的理由如下：没钱（36.6%）；羞于告诉别人（35.5%）；没时间（7.5%）；路程太远（6.5%）；怕丈夫知道（1.1%）；其他原因（12.8%）。看病贵、看病难的现象也在我们的调查中有较大的体现，不像计划生育避孕方法的服务大多是免费的，生殖系统疾病的治疗是要收费的，少数民族作为相对弱势群体，经济不发达，要她们独自承担起不菲的诊疗费用的确是较困难的。因此，国家加大农村医疗体制改革的步骤是非常重要的。另外，有不少的妇女反映怕别人笑话，从而放弃治疗，她们认为只要是生殖系统有毛病就是“脏病”（性病），如何消除这种误解和“沉默的文化”，是我们将来要努力的。

表 4.26 显示女性少数民族对象患经确诊的妇科疾病的发病情况，阴道炎的发病率最高，其次是宫颈炎。妇科炎症主要分为阴道炎、宫颈炎与盆腔炎三类。我国妇科炎症疾病的发病率相当高，据世界卫生组织对我国妇女的一项调查显示：在我国育龄女性中，

约41%的女性患有不同程度的妇科炎症疾病，已婚女性发病率更高达 70%。近年来，妇科炎症的患病率虽然变化不大，但一直居高不下。患病率高、复发率高是妇科炎症疾病的主要特点。有关文献报道：妇科病呈年轻化趋势，成为威胁我国女性身体健康的“杀手”，育龄妇女妇科疾病发病率在 70% 以上。中国疾病预防控制中心妇幼健康中心王临虹研究员、北京大学妇儿健康研究培训中心赵更力副研究员等，采用整群分层随机抽样的方法，在 15 个省、直辖市区 50 个市（区）中的 100 条街道进行随机调查。调查发现，慢性宫颈炎的患病率最高，为 39.30%；其次是阴道炎，患病率为 15.90%；慢性盆腔炎的患病率排名第三，为 4.1%。阴道炎中又以细菌性阴道炎的患病率最高，为 5.3%。

我们的调查虽然与以前报道相类似，即阴道炎和宫颈炎在所有妇科疾病中发病率最高。但此次调查只获得那些曾经到诊所就诊，诊断明确，而且她本人现还记得诊断结果的对象的相关数据。估计实际的妇科疾病发病率还远高于此次调查的结果，因为有一些妇女忘记了诊断或有妇科疾病但没到医院就诊，表 4.26 的数据没有反映这些对象的真实情况。在少数民族地区加强生殖健康知识宣传和妇科疾病的普查、普治是十分必要的。

表 4.26 少数民族妇女患妇科疾病的比例 （%）

发病情况	阴道炎	宫颈炎	输卵管、卵巢囊肿或肿瘤	子宫肌瘤	子宫脱垂	子宫内膜异位症	乳腺疾病（增生、良性肿瘤）	其他
是	19.6	10.5	3.5	1.6	2.3	2.4	1.0	8.0
否	80.3	89.5	96.5	98.4	97.7	97.6	99.0	92.0

调查的少数民族已婚男性中，23.8% 出现过泌尿生殖道感染症

状，其中近一半看过医生。就诊地点有医院（50.0%）、计划生育服务站（23.0%）、私人诊所（17.2%）和药店（4.9%）。有泌尿生殖道感染症状但不去看医生的原因如下：没钱（43.9%）；病情轻，没关系（23.4%）；羞于告诉别人（15.9%）；路程太远（2.8%）；没时间（1.9%）；其他原因（4.7%）。同妇女的情况一样，看病贵也是居首位的。另外男性与女性相比更不在意自己的生殖健康。这是应该引起重视的，16% 的对象目前仍有感染症状。调查的少数民族已婚育龄男性自报经诊断的生殖系统疾病患病状况见表 4.27。

表 4.27　贵州省少数民族已婚育龄男性泌尿生殖系统疾病患病情况（%）

泌尿生殖系统疾病	患病	未患病
尿道炎	10.0	90.0
包皮过长	7.4	92.6
前列腺炎	3.8	96.2
尿道下裂	2.6	97.4
隐睾	1.1	98.9
副睾炎	0.9	99.1
精索静脉曲张	0.8	99.2
其他	14.5	85.5

夫妻性生活是否和谐也是衡量生殖健康状况的指标之一，调查发现，65.7% 的对象认为他们的性生活是和谐的，男女少数民族对象对性生活的满意度相近，两者间没有统计学意义。但男女对于性生活不和谐的原因解释有较大的差异（$P<0.001$），详见表 4.28。女性以“不感到愉快”和“性交疼”为主要原因，男性则更多的是“不感到愉快”和“不喜欢避孕套或体外射精”，其中男性“不喜欢避孕套或体外射精”的比例比女性高出 18.3 个百分点。如果能根据男女性别的差异有针对性地开展性健康宣传教育，其收效会更好。

表 4.28 性生活不和谐的原因 （%）

对象	性生活不和谐的原因						
	性交疼	我不感到愉快	丈夫不尊重/妻子不配合	怕怀孕	我不喜欢避孕套或体外射精	年纪已大	其他
女性	23.3	30.8	6.8	13.0	4.8	15.8	5.5
男性	10.0	23.8	3.8	17.7	23.1	19.2	2.3
总体	17.0	27.5	5.4	15.2	13.4	17.4	4.0

注：$P<0.001$。

自 1994 年开罗人发大会将生殖健康作为一个新概念、新研究领域提出来后，我国政府积极响应，先后开展了许多活动和工作，最有代表性的是“优质服务，知情选择”、“出生缺陷工程”和“生殖道感染”三大工程。贵州省实际上是从 2000 年才在全省范围全面开展生殖健康工程的。因此，这次研究只对 2000 年以来生殖健康/计划生育宣传状况进行了调查。结果有 60.3% 的对象说曾经获得过有关生殖健康/计划生育的宣传品，并且其中有 27.7% 的对象表示全部阅读了宣传品，55.7% 的对象只读了一部分，16.6% 的对象根本就没有读过这些宣传品。调查也发现，有 44.5% 的对象 2000 年以来曾参加过政府组织的生殖健康/计划生育知识培训。这些结果给我们一些警示，宣传应该以多样化、灵活而生动、老百姓乐于接受的形式进行。

四、对象的生育意愿和与配偶交流的情况

社会整体的生育水平直接受到两个方面因素的影响：一是国家的生育政策，二是人们的生育意愿。生育意愿作为意识形态的一个组成部分，是人们生育观念的直接体现和集中代表，它影响着一

个社会的人口出生率，且往往决定或支配着人的生育行为和生殖健康水平，是制定国家公共政策的重要依据之一。近二十年来，学者们以全国各地居民生育意愿的实证调查结果为基础，从理想子女数目和性别偏好两个方面对中国城乡居民生育意愿的变迁状况进行描述，并对这种变迁的特征进行分析。然而大多数对生育意愿的研究都集中在经济较发达的城市和东部地区，对欠发达地区和少数民族地区人群的生育意愿问题的研究有所忽视或涉及不多，更未见对贵州省少数民族育龄妇女生育意愿现状的调查报道。我们在问卷中也加进了一些有关生育意愿的问题，以调查了解少数民族群众的生育意愿情况。调查发现，大部分对象（64.0%）理想小孩数为两个，其次为一个小孩（22.4%），愿意有3个小孩的对象占总体的15.5%。男性与女性的生育意愿相近，但在小孩的性别喜好和是否同意“家庭至少要有一个男孩”这种观点方面，男女对象的回答是有区别的（表4.29），虽然 72% 以上的对象没有特别的性别偏好，男孩和女孩都行，但男性更有男孩偏好的情结，偏好男孩的男性高出女性 6 个百分点。同样，持有“家庭至少要有一个男孩”观点的男性高出女性 5.9 个百分点。这和我们在汉族地区调查的结果相似，反映出具有重男轻女思想的男性多于女性，男性是男女平等教育的重点宣传教育对象。

表 4.29　少数民族对象性别偏好　　（%）

对　象	性别偏好			同意家庭至少要有一个男孩		
	男	女	男女均衡	是	否	不确定
女性	12.6	13.7	73.7	46.0	39.2	14.8
男性	19.6	9.2	71.2	51.9	30.8	17.3
总体	15.9	11.6	72.5	48.8	35.1	16.0

注：$P<0.001$。

调查也发现：当问对象为什么会同意“家庭至少要有一个男孩”的观点时，男女对象几乎给出了相同的原因，主要是为了传宗接代（36.4%）、家庭劳动力（26.4%）、养老（26.0%）、家庭名誉（8.0%）和其他原因（3.2%）。实际上家庭名誉方面就包含有许多传宗接代的元素，两者加起来已高达44.4%。在西方国家，只有贵族世家才保留着传宗接代的意识，而在中国，老百家姓里的每一家似乎都把传宗接代当成义不容辞的重要责任。“中国儒家的创始者既不说人死后一切归于乌有，也不愿意接受有灵魂常存于天堂或地狱的说法。他们创立了第三答案。他们的答案是，人如能在死前留下自己亲生的子女或后代，就是自己生命和祖先生命的延续……于是中国人相信家庭是绵延人生命的机构，子孙或后代是照顾人死后在另一个世界所需要的生活用品。因此信奉，结婚成家是中国人视为最重要的一件事。留下后代是成家的第一个目的。”如果说家庭制度是中国最重要的社会制度和组织，那么祖先崇拜与传宗接代观念就是中国最重要、带有宗教意味的观念了。正如斯图尔特所说“祖先崇拜是中国人民的真正宗教”。中国人的生命观念是以家庭为本位的，以亲子关系为中心。随着时代的发展进步，现在不少的中国青年一代，尤其是城镇的青年观念有了较大的转变，以夫妻关系为中心，更加注重个人的幸福，甚至婚后不愿要小孩。男性偏好的观念除了经济的影响，更重要的是文化、传统的影响。另外，改善农村落后的劳动生产力，推进和完善农村的养老机制等，也将有益于减少男性偏好。

与配偶经常讨论避孕问题的对象只有8.8%，“偶有讨论”的也只占32.5%，低于国家计生委2001年在全国31个省、自治区、直辖市进行的计划生育（生殖健康）抽样调查结果（40.5%）。

虽然 40.5% 也是较低的水平，但7年后，我们的调查比这一水平还低，可见受调查的少数民族在夫妻间避孕方法的交流方面表现得更差。而男性少数民族对象有时与配偶讨论性的比例明显地高于女性对象，高出 21.9 个百分点，但声称很少与配偶讨论性的女性少数民族对象比男性多出 13.9 百分点（表4.30）。这可能与传统观念认为夫妻性生活中妻子多处于被动状态，而且女性通常羞于讨论性，就是夫妻之间也如此。但夫妻性生活和避孕过程所产生的许多问题或误会，往往都是由于夫妻之间缺少交流造成的，应加大这方面的宣传力度，尤其加大对广大的妇女的宣传教育。另外应号召男性关心女性，男性应参与到避孕过程中来。

表 4.30　少数民族对象与配偶讨论性的情况　　（%）

对　象	与配偶讨论性			
	每次性生活	有时	很少	记不住
女性	9.4	31.9	36.7	22.0
男性	9.6	53.8	22.8	13.8
总体	9.5	41.5	30.6	18.4

注：$P<0.001$。

五、建议

最后还就调查对象对于计划生育部门工作的改进有什么建议和希望，如“您希望计划生育部门提供哪些服务”和“您希望以后计划生育部门从哪些方面改进”。表 4.31 展示了调查结果。结果显示，在“希望提供性病艾滋病预防”、“希望增加服务项目”、“希望改善服务态度”、“希望提供性知识教育”和“希望提高技术人员的服务水平”方面的建议,男女对象的意见较一致。但更多的女性提出“希望提供生殖健康咨询”，这可能是大多数女性在家务农，获得信息的渠道较窄，而妇女又是避孕生育的主要承担者，她们主要从当地计划生育部门获取生殖健康知识和信息。有更多的男性少数民族对象“希望提供避孕药具”、“希望提供妇科病及其他治疗”、“希望加强宣传”和“希望改善服务场所条件”，这从一个侧面也反映男性对于目前基层避孕方法不足，尤其是男用避孕法的缺少现状也是很不满的。不管怎样，表4.31所列的建议和希望，对于我们计划生育和生殖健康服务的改进和提高是非常有帮助的。

表4.31　对计划生育和生殖健康工作的建议　（%）

建　议	对象	
	女	男
希望提供性知识教育	48.1*	51.9*
希望提供生殖健康咨询	57.1***	42.9***
希望提供性病、艾滋病预防	51.9	48.1
希望提供避孕药具	43.1***	56.9***
希望提供妇科病及其他治疗	23.2***	76.8***
希望改善服务场所条件	45.9**	54.1**
希望增加服务项目	48.8	51.2
希望提高技术人员的服务水平	51.9*	48.1*
希望改善服务态度	48.0	52.0
希望加强宣传	30.3***	69.7***

注：$^{*}P\leqslant0.05$，$^{**}P\leqslant0.01$，$^{***}P\leqslant0.005$。

综上所述，此次调查的五大少数民族在数量和年龄上都相近，其受教育程度以初中居多，妇女的文盲率高于男性，五个民族中水族文盲率最高，侗族最低。受调查的少数民族以农民为主要职业，他们的婚姻较稳定，女性的丧偶率高于男性，再婚率比男性低，绝大多数对象的配偶为同族。调查对象的经济状况普遍较差，大部分对象的月收入在 500 元以内。

对象的平均妊娠次数为 3.1 次，但年轻的对象一般都只有 1～2 次妊娠，而高妊娠率多集中在年纪大的人群。71.4% 的对象有 1～2 个小孩。有高达 44.3% 的对象是在家里分娩的，而且接受产前检查的比例也只有 48.7%。独生子女户和双女结扎户领到了计生养老金的比例并不高。

少数民族对象目前采用得最多的避孕方法是女性绝育，其次为宫内节育器和男性绝育，而避孕套和口服避孕药的使用率都很低。虽然由医务人员做主决定的现象比以往少多了，但在此次调查中仍有 5.1% 是由医务人员做主决定的。计生政策的要求、避孕方法的效果、医生的推荐和副作用，是影响对象应用目前的避孕方法的主要原因。

在绝育的人群中，绝大多数采用的是女性绝育术，其原因主要有“男扎的副作用较多”、“丈夫是一家之主”、“丈夫要工作”以及“丈夫不愿意”等。居然有 43% 女性对象和 26.2% 的男性不知道避孕套是何物。丈夫比妻子更不喜欢用避孕套，反映避孕套影响性交时的快感。想用更先进的避孕方法、使用期已满、副作用和避孕失败等导致对象换用目前的避孕方法。绝大多数对象以人工流产结束因避孕失败导致的妊娠。

大多数对象都获得过至少一种的生殖健康服务和咨询服务，但女性获得服务的机会多于男性。产前检查和性病检测率仍然很低，现群众主要从乡级计划生育服务站获得他们的生殖健康服务和咨询服务。大多数对象对他们所获得的生殖健康服务是比较满意的。调查中有 78.9% 的对象家距最近的医疗点在 5 千米内，说明目前基层少数民族的医疗条件有了较大的改善。

大部分对象知道在哪儿能获取避孕药具，认为最有效和副作用最小的避孕方法是女性绝育法，计划生育避孕知识的掌握程度普遍不高。90.1% 的对象自我感觉身体状况在较好以上，因此，只有少数对象每年去做体格检查。每年接受生殖健康检查的女性远远多于男性，但 75.9% 的少数民族妇女从未做过乳房自我检查。

男性少数民族对象对于性病和性病传播知识的了解程度比女性高。艾滋病的知晓率男性高于女性，女性掌握艾滋病的信息比男性多。但得满分的人数无论是男性还是女性都不多。18.3% 的被调查女性少数民族对象自觉生殖系统有不适。但其中只有 64.2% 的妇女去看医生，不去看医生的主要原因有没钱、害羞等。阴道炎和宫颈炎是被调查对象患的主要妇科疾病。23.8% 的少数民族已婚男性出现过泌尿生殖道感染症状，其中只有近一半看过医生。不去看医生的原因主要有没钱、病情轻、没关系和害羞等。

65.7% 的对象认为他们的性生活是和谐的，男女少数民族对象对性生活的满意度相近，但男女对于性生活不和谐的原因解释有较大的差异（$P<0.001$）。女性以“不感到愉快”和“性交疼”为主要原因，男性则更多的是“不感到愉快”和“不喜欢避孕套或体外射精”。

60.3% 的对象说曾经获得过有关生殖健康/计划生育的宣传品，但只有27.7%的对象全部阅读了宣传品。对象理想小孩数为两个，男性与女性的生育意愿相近，72% 以上的对象没有特别的性别偏好，但男性更偏好男孩和同意“家庭至少要有一个男孩”的观点。其原因主要是传宗接代、家庭劳动力、养老和家庭名誉。配偶之间较少讨论避孕问题，男性对象较愿意与配偶讨论性。

最后调查对象希望计划生育/生殖健康部门提供性病艾滋病预防服务、增加服务项目、改善服务态度、提供性知识教育和提高技术人员的服务水平。女性少数民族对象还提出希望提供生殖健康咨询。

第十九章　分年龄、性别、民族研究少数民族生殖健康

一、少数民族已婚育龄妇女生殖健康现状调查结果

（一）一般情况

有效问卷共计 520 份（附件 9），平均年龄 32.86+6.89 岁（20～49 岁），其中苗族 117 例（22.5%）、侗族 104 例（20.0%）、布依族 98 例（18.8%）、仡佬族 101 例（19.4%）、水族 100 例（19.2%）。接受调查的对象 77.0% 为农村户口，受教育程度为：文盲 56 例（10.8%）、小学 157 例（30.2%）、初中 206 例（39.6%）、高中 53 例（10.2%）和大专以上 48 例（9.2%）。职业构成情况：农民 378 例（72.7%）、工人及商业 48 例（9.2%）、公务员/老师/技术人员 43 例（8.3%）、家庭妇女 36 例（6.9%）和其他 15 例（2.9%）。

520 例调查对象中初婚占 96.2%，离婚 8 例（1.5%），丧偶 2 例（0.4%）。配偶文化程度：文盲 1.4%、小学 23.7%、初中 51.8%、高中 12.2% 和大专以上 11.0%。配偶文化程度高于调查对象。

五个少数民族的调查对象年龄无差异，水族对象受教育程度显著低于其他四种民族对象，侗族和仡佬族对象城市户口的比例显著

高于苗族、布依族和水族对象。

（二）生育及避孕状况

接受调查的对象 96.3% 已妊娠过，94.6% 有小孩。现有小孩 1～2 个的占 87.3%，7.3% 有 3 个及 3 个以上小孩。15.4% 有独生子女证，城市对象独生子女证拥有率（46.1%）显著高于农村对象（6.7%）。独生子女户中享受独子养老金的仅有 25 户（31.3%）。双女结扎户 14 户，其中 12 户享受双女结扎计生养老金（85.7%）。

已生育过的对象 60.1% 做过产前检查，30.8% 的最近分娩地点在家，住院分娩率为 61.3%。卡方分析显示，产前检查率侗族最高，住院分娩率以仡佬族最高，城市对象的两率显著高于对照组，随着对象文化程度的提高、生殖健康综合知识的增加和年龄的降低，产前检查率和住院分娩率明显上升。产前检查率的影响因素是民族、年龄、户口、对象受教育程度、职业、家庭年收入、参加健康培训和生殖健康综合知识得分。将以上影响因素选入 Binary Logistic 过程，产前检查率和住院分娩率的回归方程见表 4.32。

表 4.32　贵州省少数民族已婚育龄妇女产前检查率和住院分娩率的Binary Logistic分析

变　量	比较组	参照组	比值比	P
	产前检查率 Logistic 回归方程			
民族	苗族	水族	0.359	0.015
	侗族		0.151	0.000
	布依族		0.185	0.000
	仡佬族		0.414	0.047
对象受教育程度	小学	文盲	0.801	0.594
	初中及以上		0.292	0.004

续表

变 量	比较组	参照组	比值比	P
	产前检查率 Logistic 回归方程			
参加生殖健康培训	否	是	1.880	0.028
对象职业分组	工人，商业	农民	0.626	0.423
	公务员，老师，技术人员		0.218	0.176
	家庭妇女及其他		0.252	0.016
	住院分娩率Logistic回归方程			
民族	苗族	水族	0.414	0.035
	侗族		0.256	0.008
	布依族		0.454	0.036
	仡佬族		0.082	0.000
户口	城市	农村	0.198	0.016
对象受教育程度	小学	文盲	0.447	0.093
	初中及以上		0.111	0.000

从以上的回归方程可见，控制政治、文化、经济因素的交互作用，少数民族围绕生殖过程的禁忌习俗、生活方式和社会风尚是影响已婚育龄妇女参与产前检查和住院分娩的重要因素，提高少数民族妇女的整体文化素质可直接和通过提高妇女的家庭、社会地位来促进产前健康和住院分娩。同时显示，政府组织的生殖健康/计划生育培训班对于提高少数民族已婚育龄妇女的生殖健康水平已起到显著的作用，但基础卫生资源的分布和覆盖人群在城乡间差距还是很大的，已成为阻碍农村少数民族生殖健康水平提高的一大障碍。

调查的少数民族已婚育龄妇女避孕现用率为 94.8%，未用原因主要是不容易获取避孕方法（48.1%）和希望妊娠（44.4%）。37.7% 的对象未换用过避孕方法，更换避孕方法的主要原因是改用更先进的方法（37.8%）和计划生育政策要求（23.4%）。卡方分析显示，随着少数民族已婚育龄妇女受教育程度和家庭年收入的增加，她们越容易更换避孕方法。说明妇女地位的提高和经济条件的改善，使妇女有条件和能力按照计划生育政策、自主选择适合自己要求的避孕方法，教育是少数民族妇女赋权的根本措施。少数民族育龄群众选择避孕方法最看重的还是方法的有效性高、失败率小，还有计划生育政策性要求也是少数民族育龄群众中各种避孕方法使用率的重要影响因素。

21.7% 的对象做过人工流产/药流，人工流产的原因半数以上为避孕失败（52.1%），其余主要原因有：不想要小孩（23.9%）、未婚先孕（5.1%）和丈夫要求（5.1%）。调查的少数民族已婚育龄妇女避孕现用率为 94.8%，未用原因主要是不容易获取避孕方法（48.1%）和希望妊娠（44.4%）。37.7% 的对象未换用过避孕方法，更换避孕方法的主要原因是改用更先进的方法（37.8%）和计划生育政策要求（23.4%）。现用避孕法如表 4.33 所示，现用法选择人以夫妇双方商量共同决定为主（44.4%），妻子单独决定的占 21.5%，19.9% 在医务人员指导下选择，5.1% 由丈夫选择，而由医务人员选择的仅占 4.4%。对现用避孕法了解（适应人群/副作用）的占 49.8%，选择现用法的主要原因有更有效（32.7%）、计划生育政策（20.2%）、医疗服务人员推荐（16.5%）、副作用小（16.3%）。

避孕药具的副作用不容忽视，使用避孕法引起不适而就诊的超过一半（51.0%），仅 22.8% 未出现不适。有不适未就诊的原因是不严重（47.2%）、无钱（16.3%）、无人告诉需要看医生（15.4%）和没时间（13.8%）。计划生育技术服务人员在施行避孕节育措施前告知该方法可能会出现的副反应及如何处理、过程中严格技术操作、术后细致随访，是减少避孕节育措施副作用发生、提高避孕效果的重要手段。21.8% 的对象曾因避孕失败意外妊娠，其中 35.7% 在 2 次以上，77.1% 的最后一次避孕失败妊娠结局是人工流产，16.9% 活产。

表 4.33 少数民族已婚育龄夫妇现用避孕法

	女扎	IUD	男扎	避孕套	口服避孕药	药膜/隔膜/胶冻	皮埋	体外射精/自然避孕	其他
例数	203	153	43	30	19	7	4	3	31
%	41.2	31.0	8.7	6.1	3.9	1.4	0.8	0.6	6.3

（三）生育及避孕意愿

对子女的性别偏好，民族间也有显著差异。偏好女孩的比例苗族显著高于其他民族，水族为 0.0%（X^2=28.623，P=0.000），同时该比例还随着对象受教育程度的升高而增加，但差异无统计学意义。否定“每个家庭至少要有一个男孩”说法的比例随对象文化水平的上升、生殖健康知识综合得分增加而显著增加（X^2=36.196，P=0.000），持肯定态度的比例以水族最高（75.0%），侗族最低（26.9%），职业为农民的少数民族育龄妇女认为“每个家庭至少要有一个男孩”的比例最高（X^2=58.180，P=0.000）。农村组和年龄大组（大于 40 岁）同意该说法的比例显著高于对照组（X^2=15.614，P=0.000）。说明水族、农村、年龄大的、生殖健康综合知识得分低的和文化水平低的少数民族已婚育龄妇女有较强烈的男孩偏好。同意此观点的原因在民族、户口间有显著差异，水族在传宗接代的原因中所占比例最大，布依族主要因家庭劳力，苗族则以养老和传宗接代为主，仡佬族首位原因是家庭名声。农村对象因传宗接代而同意此说法的比例显著超过城市组（X^2=31.066，P=0.000）。以前研究多认为导致农村群众偏爱男孩的原因多是现实农务重体力劳动需男性所致（张翼，1997；张仕平，2006），但我们调查结果揭示，少数民族妇女生育男孩的意愿更多是其民族文化传统中强烈的父权思想导致。少数民族农村家庭的生产和劳动分工虽大部分是“男主外，女主内”，但少数民族妇女除从事家务劳动、纺织缝补和经营园地外，也要参与田间劳动强度大的生产工作，有些地方的少数民族妇女劳动强度甚至超过男性，如生活在海拔较高地区的仡佬族，从江一些地方的侗族、布依族等，她们需要生育儿子的动机更多是提高自己在家庭和族群中的地位。提示要改变少数民族群众重男轻女的思想，人口计划生育宣传工作要挖掘民俗传承中女性地位低下的陋习，根据各民族文化、生活中的具体体现，在各民族中宣传要有重点的破除父权思想，触及他们的民族社会体系，才能逐渐树立男女平等的良好社会氛围，是解决农村少数民族地区出生性别比失调、生育意愿高的有效措施。

82.7% 的对象现在未使用避孕套，未用原因大部分是不知道该方法（42.3%）和夫妇都不喜欢（26.9%）。对于问题“若必须使用绝育，选择男扎还是女扎”，选择女扎的占了 79.9%，城市组选择男扎的比例显著高于农村组（X^2=15.715，P=0.000）。不选择男扎的原因多是“男扎副作用较多”（29.6%）和“丈夫要工作”（25.4）。民族和户口间的不选择男扎的原因有显著差异（X^2=61.988，P=0.000）。苗族和侗族不选男扎的首位因素是“丈夫是一家之主”，布依族和仡佬族是“男扎副作用较多”，水族则是“丈夫要工作”。城市对象多因“男扎副作用较多”，农村组则主要考虑到“丈夫要干活”。

分析结果提示，阻止男性参与计划生育的原因主要是男性避孕方法的单一和副作用，还有少数民族民俗文化中严重的男权思想也是重要的根源。要促进少数民族男性参与计划生育，必须加大研究开发多种新型的男性避孕措施，还要多部门合作、多途径提高少数民族妇女地位，破除民俗传承中重男轻女的思想。

（四）身体健康及生殖系统患病状况

自我评价身体健康状况好的占90.8%，41.0%每年进行一次健康体检。而未行健康体检的原因有：认为没必要（40.5%）、没钱（23.6%）、不知道需要体检（18.3%）和没时间（10.0%）。卡方检验分析筛选出对参与健康体检的影响因素有民族、户口、受教育程度、职业、家庭年收入、得到生殖健康服务和咨询，进行回归分析，结果见表4.34。

表4.34 贵州省少数民族已婚育龄妇女健康体检率的Binary Logistic分析

变　量	比较组	参照组	比值比	*P*
民族	侗族	苗族	3.181	0.426
	布依族		2.380	0.029
	仡佬族		1.487	0.436
	水族		4.250	0.002
户口	城市	农村	0.474	0.043
对象受教育程度	小学	文盲	0.858	0.664
	初中及以上		0.416	0.018
对象职业分组	工人，商业	农民	0.489	0.074
	公务员，老师，技术人员		0.547	0.240
	家庭妇女及其他		0.275	0.001

控制因素间的交叉作用，已婚育龄妇女参加健康体检的比例，苗族显著高于布依族和水族，城市组显著高于对照组，文化程度在初中以上可显著提高健康体检的比例。值得注意的是，农民育龄妇女比家庭妇女更少参加健康体检。疾病预防和早发现早治疗，可以大大减少国家卫生投入和家庭就医经济负担，并能起到小投入大回报的良好社会、经济效果。回归方程提示，要提高少数民族妇女的身体素质，必须增加基础卫生公共服务的覆盖面，减少城乡间卫生资源分配的不平衡，使广大农村人口能享受到社会发展的成果，且还要在少数民族妇女中加大健康教育，提高她们的健康意识，认识到疾病预防重于治疗，能主动参与健康体检。

60.4% 的少数民族已婚育龄妇女每年都接受生殖健康检查，不生殖健康检查的理由多是对象觉得没必要（40.5%）、无人通知（18.1%）。知道且能定期检查乳房的对象很少，仅占13.8%，而大部分是不知道（42.9%），还有部分对象虽知道但未做过（23.0%）。目前生殖系统自感有不适的占 19.0%，还有 10.6% 的对象不能肯定自己是否正常。有不适的对象能主动求医占 74.8%，不就医的主要原因还是经济困难无钱看病（46.3%）和羞于告诉别人（17.1%）。少数民族已婚育龄妇女生殖健康体检参与率高于健康体检率，是人口计划生育优质服务取得的成绩，调查结果提示生殖健康宣教工作中还需强调生殖健康检查的重要性、生殖系统疾病的症状，开展生殖保健工作要注意信息告知的及时性和时间安排，便利群众，使少数民族已婚育龄妇女生殖保健意识增强和易于进行生殖健康检查。经济落后和“沉默的文化”是少数民族妇女生殖系统疾病得不到治疗的阻碍，健全基础卫生公共服务和大力普及科学知识才是解决问题的方法。

调查对象已确诊的生殖系统患病率为48.2%，各种生殖系统疾病患病情况见表4.35。单因素卡方检验筛选出少数民族已婚育龄妇女生殖系统患病率的影响因素有民族、户口、教育程度、职业、家庭年收入和是否人流，而年龄、生殖健康服务咨询的影响无统计学意义。生殖系统患病率以水族最低，仡佬族最高，城市组和人流组的患病率高于对照组，且随对象受教育程度、家庭年收入的增加而显著升高。

进行双因素回归分析，结果见表4.36。水族已婚育龄妇女自报生殖系统疾病患病率最低，这可能与水族调查地经济落后、比较闭塞、群众健康意识低下，出现症状后因缺乏生殖健康知识和无钱就医有关。水族村寨一般是聚族而且是同血缘而居，多居住在边远偏僻的山区各民族之间，交通不便、语言互相不通。我们的调查地九阡镇水各村距离三都县城60千米，其中水族占95%，是一个典型的水族村寨，不懂汉话，调查时还需当地工作人员翻译才能与对象交流，少数民族群众外出打工较少，当地经济发展是五个调查地中最差的，水族对象的月收入也最低（226.39+200.87元/月）。而且水族传统婚姻习俗方面的禁例和习惯对男女不轨性行为惩罚极严，族人社会舆论对不轨性行为普遍强烈谴责（http://www.39sd.com/sdszwz.asp? sdID=1160）。群众生殖健康知识缺乏，错误认为泌尿生殖道症状都与不洁性行为相关，“沉默的文化”导致了水族出现生殖系统不适的比例（25.0%）虽显著高于其他四个少数民族，但生殖系统疾病检出率反而较低。受教育程度对生殖系统疾病自报患病率的影响在于妇女文化程度越高，其健康意识、经济收入、控制家庭经济的权利越高，享受社会公共卫生资源的机会越多，所以她们越容易“有病看病”，使检出率增加。

表 4.35　贵州省少数民族已婚育龄妇女生殖系统疾病患病状况

	阴道炎	宫颈炎	卵巢及附件囊肿	子宫内膜异位	子宫肌瘤	子宫脱垂	乳腺疾病	其他
患病率	23.0	13.6	3.4	3.1	1.9	1.9	1.9	8.4

表 4.36　贵州省少数民族已婚育龄妇女自报生殖系统疾病患病率影响因素回归分析

变　量	比较组	参照组	比值比	P
民族	苗族	水族	0.177	0.000
	侗族		0.364	0.032
	布依族		0.189	0.617
	仡佬族		0.094	0.000
对象受教育程度	文盲	初中及以上	3.981	0.004
	小学		1.170	0.579

（五）生殖健康知识

调查对象艾滋病知晓率为 78.3%，她们平均知道 5 种避孕方法（0 ~ 10种）和 2 种性传播疾病（0 ~ 6种），其艾滋病知识平均得分 6.00 ± 1.39（2 ~ 8）和性病传播知识平均得分 2.98 ± 1.22（1 ~ 7）。少数民族已婚育龄妇女生殖健康知识水平的影响因素如表 4.37 所示。

表 4.37　少数民族已婚育龄妇女生殖健康知识水平的影响因素

	避孕知识得分	性病知识得分	艾滋病知识得分	性病传播知识得分
对象民族				
苗	4.94	1.13	5.57	2.84
侗	5.31	1.81	6.20	3.17
布依	4.57	1.77	5.84	3.00

续表

	避孕知识得分	性病知识得分	艾滋病知识得分	性病传播知识得分
仡佬	4.40	2.05	6.14	3.09
水族	3.92	1.00	5.80	2.69
P	5.959***	15.382***	3.828**	1.706
户口				
农村	4.60	1.36	5.81	2.88
城市	4.82	2.17	6.21	3.25
P	0.894	39.366***	7.459*	7.542*
年龄				
~30岁	4.63	1.65	6.10	3.06
31~40岁	4.82	1.42	5.76	2.85
41~49岁	4.29	1.50	5.71	3.05
P	1.876	1.735	4.435*	1.322
受教育程度				
文盲	3.5636	.7143	5.3571	2.9630
小学	4.3397	1.2803	5.5987	2.8636
初中及以上	5.0033	1.8208	6.1551	3.0385
P	12.393***	25.215***	13.769***	0.800
家庭年收入分组				
0~3000	4.2318	1.1895	5.7974	2.5773
~14000	4.6840	1.5915	5.8155	3.0266
14000~	5.0000	1.8387	6.1475	3.2885
得到生殖健康服务和咨询				
是	4.5903	1.8107	6.1017	3.0393
否	3.3293	1.5732	5.6463	2.8429
P	30.802***	2.595	7.423**	1.499
得到生殖健康宣传品				
是	4.8912	1.7042	6.0871	2.9808
否	4.1759	1.2315	5.4019	3.0000
P	9.413**	12.229***	21.119***	0.015

续表

	避孕知识得分	性病知识得分	艾滋病知识得分	性病传播知识得分
阅读/请人代读宣传品				
全部读过	4.9245	2.3491	6.5755	2.9903
读过一部分	4.7000	1.8638	6.0751	3.0415
未读过	3.1600	0.8654	5.1923	2.4857
P	18.303***	33.548***	19.966***	3.384*
参加生殖健康培训				
是	4.5861	1.8593	6.1766	2.9630
P	4.186*	9.818***	2.782	8.971***

注：$^{*}P\leqslant0.05$，$^{**}P\leqslant0.01$，$^{***}P\leqslant0.005$。

1．民族

民族间的生殖健康知识水平有极其显著的差异，水族避孕知识得分和性病知识得分低于其他四个少数民族。这可能与水族对象文化水平偏低、交通不便、经济发展低下和语言不通阻碍与外界交流有关。提示生殖健康教育和干预工作要结合当地少数民族民俗民风，采取各少数民族易于接受的方式、选用带有强烈民族生活特色的内容，从而使健康教育在少数民族地区喜闻乐见、取得满意效果。

2．户口

农村少数民族育龄妇女的生殖健康水平较城市低。2000 年后，我国人口计生系统开展了“三大工程”以提高群众生殖健康水平，但在少数民族地区农村文化经济落后，群众自我保健意识低下，政府仍需加大在这些地区的健康教育投入。

3．年龄

年龄影响了已婚育龄少数民族妇女艾滋病知识得分，随着年龄的增加，艾滋病知识的掌握程度降低。年轻的少数民族妇女受教育程度较高，通过学校、网络和报刊等途径接受艾滋病知识宣传的机会较多，提示针对边远地区的年龄较大的少数民族妇女，还要加强艾滋病知识的科普宣传，在健康教育中采用民族语言，使用通俗易懂的图片，从内容到形式吸引受教育程度较低的少数民族妇女。

4．受教育程度

随着少数民族妇女的文化水平升高，她们接受生殖健康科学知识的途径越多，对宣传培训的接受能力也更强。增加少数民族女性受教育机会是提高其生殖健康的重要途径。

5．家庭年收入

家庭经济状况越好，越重视健康的投入与产出，故妇女能够、愿意分配到健康上的时间和经济越多，社会经济的发展是少数民族生殖健康的保障。

6．社会生殖健康教育

健康教育能有效提高少数民族妇女生殖健康水平，采取多部门合作、多途径的健康宣传教育方式，可增加群众知识水平、提高自我保健意识、改善生殖保健服务的利用率和满意度。

7．生殖健康宣传品的了解程度

调查发现，在少数民族地区开展生殖健康教育，健康宣传品要注重内容的通俗易懂、图文并茂。特别是对农村文化程度较低的少数民族妇女，要多采用声像制品、漫画形式，吸收少数民族的民族元素，才能吸引对象并便于她们接受。

（六）性生活状态

自我评价性生活满意度，贵州省少数民族已婚育龄妇女的性生活满意比率为 72.6%，高于 2005 年杜蕾斯全球性调查的中国大陆仅 22% 的人对性生活感到满意的结果。得到生殖健康服务和咨询、人流史、生殖健康知识综合得分、民族类别、受教育程度、夫妇间讨论性问题和生殖系统患病对性生活满意度有显著影响，年龄、家庭年收入、职业和住址的影响无统计学意义。布依族的满意度最高（81.6%）、苗族最低（66.7%），随着少数民族育龄妇女受教育程度的提高，性生活和谐的比例也显著增加（X^2=14.138，P=0.007），与丈夫讨论性问题、无生殖系统疾病的妇女组较对照组性生活更和谐。将四个影响因素进行回归分析，结果如表 4.38 所示。少数民族已婚育龄妇女小学组、初中以上组的性生活和谐率分别是文盲组的 8.45 倍、2.75 倍。无生殖系统疾病组是对照组的 5.21 倍，此与李映民等（2008）对泌尿生殖健康与性满意状况关联性的研究结果一致，说明泌尿生殖道疾病是影响女性性生活满意度的重要相关因素，泌尿生殖系统的良好状况是女性性健康的生理保障。提高少数民族妇女的教育水平，降低生殖系统疾病患病率，是改善少数民族已婚育龄妇女性生活状态，增加少数民族家庭和谐美满的有效措施。

表 4.38　贵州省少数民族已婚育龄妇女性生活状态影响因素回归分析

变　量	比较组	参照组	比值比	P
对象受教育程度	小学	文盲	0.117	0.050
	初中及以上		0.364	0.018
生殖系统患病	是	否	0.438	0.045

（七）小结

已婚育龄妇女的生殖健康有赖于社会经济发展、妇女自我保健意识和社会生殖保健体系。由于历史背景、宗教信仰、地理气候、传统习俗及文化水平的不同，造成了少数民族之间生殖健康状况的差异（ERsheng，1997），不少调查发现，生殖健康水平存在着少数民族的差异（杜娟，2004；Jihong，2005；Gao，2003；夏曙华，2007）。本研究揭示少数民族已婚育龄妇女的生殖健康状况受民族、文化水平、经济状况、社会生殖保健服务体系的影响。

生活方式是影响生殖健康的重要决定因素，是一定经济发展水平下人们的思想观念、文化传统在生活中的具体表现，不良的生活方式将严重影响妇女的生殖健康。禁忌习俗、社会偏见对生殖健康的影响主要表现在心理和生理两方面，在多数情况下，生理上的影响并不明显，而更主要的是心理影响，如“沉默的文化”、就医行为等。围绕生殖过程的禁忌习俗主要有：性别禁忌、婚恋禁忌、性禁忌、孕产禁忌、育养禁忌等。由于各民族的禁忌习俗大多是从历史上传承下来的，由民族传统文化维系，具有强大的社会支持系统，生殖健康所面对的并非只是简单的几条律令，而是不可随便阻止及改变的传统惯性。少数民族地区的社会风尚也是生殖健康的重要影响因素，性愚昧、性无知不利于生殖健康，性开放、性混乱对生殖健康的危害更大。1994 年 6 月，在北京召开的国际妇女生殖健康研讨会，总结出生殖健康概念的基础是男女平等，各少数民族的民族习俗、妇女受教育机会、家庭经济角色等不同导致了性别差异的民族不一致，影响着少数民族妇女的家庭地位和社会地位，从而使妇女生殖健康水平存在着民族差异。在生活方式、禁忌习俗与社会风尚方面，如何兴利除弊、因势利导和促进男女平等是改善各民族生殖健康状况的关键所在。

二、少数民族已婚育龄男性生殖健康现状调查结果

（一）研究对象

在贵州省镇宁、三都、玉屏、务川和松桃四个少数民族自治县，随机选取布依族、水族、仡佬族、侗族和苗族20～49岁已婚育龄少数民族男性各100名。

（二）结果与讨论

1. 基本情况

共计500名农村少数民族已婚育龄男性接受调查，有效调查问卷489份，有效率97.8%（附件10）。调查对象平均年龄34.56±7.23岁。其中苗族97例（19.8%），侗族98例（20.0%），布依族90例（18.40%），仡佬族102例（20.90%），水族102例（20.90%）。对象职业情况：农民71.6%，工人8.3%，商业2.9%，公务员9.1%，老师3.7%，在家2.1%，其他2.3%。受教育程度：文盲2.3%，小学26.2%，初中47.3%，高中12.2%，大专及以上12.0%。婚育状况：初婚449例（91.8%），再婚25例（5.1%），离婚和丧偶15例（3.0%）。调查对象中已生育子女的占89.5%，其中89.9%生育1～2个子女，有独生子女证的占18.4%，双女结扎户仅有5户。

2. 性生活及避孕药前使用状况

调查对象近一年来的性生活频率为3次/周（0～20次/周），高于全国成年人的平均性生活频率（1次/周）。农村对象的性生活频率显著高于城市对象（X^2=9.389，P=0.002），随着年龄的增长，性生活频率明显降低（X^2=5.732，P=0.004），少数民族间也有显著差异（X^2=4.504，P=0.001），性生活频率水族最高，仡佬族最低。

而职业、受教育程度和经济收入对少数民族育龄男性的性生活频率无影响。自我评价性生活质量，71.7% 对象对性生活满意。性生活满意率的影响因素有民族、生殖系统疾病、身体健康状况和是否与妻子讨论性生活，仡佬族已婚育龄男性的性生活满意率最高，苗族最低。性生活满意率，生殖系统患病组（67.8%）显著低于正常组（73.2%），身体健康状况良好对象（77.0%）明显高于对照组（60.4%）。与妻子讨论性生活显著提高满意率，而住址、受教育程度、经济收入、年龄、职业和生殖健康知识对其无影响。

63.9% 的对象曾换用过避孕方法，现用避孕方法如下：女扎 47.3%，IUD 35.1%，避孕套 6.6%，男扎 5.4%，口服避孕药 2.6%，药膜/隔膜/胶冻 0.7%，皮埋 0.5%，其他 1.9%。9.0% 的调查对象未使用避孕方法，其中54.8%是因希望妊娠，26.2% 因很少有性生活/丈夫不喜欢。对现用避孕法了解的占 62.6%（适应人群和副作用）。改用避孕方法和选择现用避孕法的主要原因都是计划生育政策要求（分别为 36.2%、35.6%）。

3．生殖健康/避孕知识

78.1% 的对象知道在何处获得避孕方法，农村少数民族已婚育龄男性对避孕方法的了解以绝育为主，认为最有效的避孕方法有女扎（53.3%）和避孕环（12.5%），而认为副作用最小的方法为女扎（25.2%）和避孕环（15.5%）。对性病传播途径正确掌握情况较差，除大部分知道性行为会传播性病外（91.7%），对于性病的其他传播途径知道得较少，知道避孕套能预防性病和艾滋病的仅占 59.6%。

489名调查对象生殖健康综合知识平均得分为 17.64分（5 ~ 28岁）。以少数民族育龄已婚男性生殖健康综合知识得分为因变量，分析农村少数民族育龄男性生殖健康知识影响因素。One-WayANOVA 方差分析结果显示，民族、户口、职业、对象及其妻子的文化程度、是否接受有规律的生殖健康检查、与妻子讨论避孕、对象月收入、得到宣传品、阅读宣传品情况、参加培训、生殖健康知识来源等因素对生殖健康综合知识得分有显著的影响（$P<0.01$）。KOLAWOLEA 等研究发现，年龄是已婚男性的生殖健康知识的关键影响因素之一，而本调查揭示了年龄对少数民族育龄已婚男性生殖健康知识无显著影响。

无序多分类Logistic回归分析将生殖健康综合得分分成三个等级（小于 15 分，16～19分，大于 20 分）为因变量，并以大于 20 分为对照，拟合无序多分类Logistic回归模型（表 4.39）。

表 4.39　无序多分类Logistic回归分析少数民族已婚育龄男性生殖健康综合知识得分影响因素（OR值）

变　量	对照组	Y：<15分	16~19分
民族			
苗族	水族	0.139*	0.122**
侗族		0.108**	0.231*
布依族		0.450	0.329
仡佬族		0.513	0.626
参加培训			
是	否	0.219**	0.816
对象文化程度			
初中及以下	高中及以上	6.788*	2.709*
职业			
农民	在家及其他	0.300	3.019
工人/商业		0.081*	2.051
公务员/老师/技术人员		0.078*	1.355

注：$^*P\leqslant0.05$，$^{**}P\leqslant0.01$，$^{***}P\leqslant0.005$。

水族的平均生殖健康综合知识得分（15.33±2.93）显著低于其他三个少数民族，侗族的生殖健康综合知识得分在高分段（大于20分），与水族的差别有统计学意义。提示少数民族各自独特的民俗、传统性观念对他们接受生殖健康知识有非常重要的影响，各部门需进一步探索，在宣传品中尽量吸收当地的少数民族文化元素，采取符合少数民族观念的宣传教育方式，以提高他们的生殖健康知识水平。

接受过培训的少数民族男性生殖健康综合知识得分（18.87±3.53）显著高于对照组（F=43.79，P=0.000），OR值随分数段的递增而递增，说明生殖健康培训班对于提高少数民族的生殖健康知识水平非常重要，此与吴玉璘等（2003）的干预实验结果一致。结果显示54.4%调查对象的生殖健康知识来源于计划生育部门，随着计划生育/生殖健康优质服务三大工程的开展和深入，少数民族地区要充分发挥基层计划生育技术服务网络的重要作用，与卫生、教育、科委等有关部门密切配合，将生殖健康知识渗入到各级各类培训班的授课内容，利用多渠道、多形式开展一系列男性生殖健康的知识宣传、知识普及教育活动，在直接面对农村少数民族群众的镇、乡级计生服务站开展男性生殖健康工程，对患有生殖疾病的男性进行建档及规范治疗，从而提高少数民族男性生殖健康水平。

文化程度越高，对男性生殖健康知识水平影响越显著，高中及以上文化程度组的生殖健康知识水平显著高于对照组（小学及以下），且OR值随分数段的递增而增加。Kolawolea 等的研究也显示了文化程度是已婚男性避孕知识水平的影响因素之一（Kolawolea，2002）。文化程度越高的少数民族男性越容易接受新的生殖健康知识理念，更容易打破“沉默的文化”而主动寻求生殖健康知识和服务。

在高分段（≥20 分）少数民族已婚育龄男性生殖健康知识水平受到知识来源的显著影响，与知识来源于同学朋友/家人亲戚的农村少数民族男性相比较，从计划生育/妇幼保健站/医院、广播电视/报纸杂志接受生殖健康知识的得分更高，具有更高的生殖健康知识。调查中我们也发现，农村少数民族男性获取生殖健康知识的主要途径来自于计划生育部门（54.4%），其次来自于广播、电视等大众媒体，要提高农村少数民族生殖健康水平，要利用计划生育部门深入群众的工作特点，组织计生站人员和卫生院大夫经常深入到群众中广泛宣传生殖健康知识，联合大众传媒，将正确的生殖健康知识传播到农村少数民族群众中去。

4．接受生殖健康服务情况

2000 年至今，对象夫妇得到过生殖健康服务或咨询的占 84.1%，最近一次得到的服务为计划生育手术/获得避孕药具（50.6%）、生殖健康/计划生育咨询（22.6%）、妇科病查治（20.6%）、产前检查（2.9%）、人工流产（1.4%）、其他（1.9%）。接受服务的场所：乡级计划生育技术服务站（59.3%）、县级计划生育技术服务站（15.4%）、妇幼保健站（14.9%）、县及以上级医院（5.3%）、本村卫生室（3.1%）、私人诊所（0.3%）。89.3% 得到服务的对象表示对最近一次服务非常/比较满意。农村和城市少数民族已婚育龄男性对象得到生殖健康服务的比例及满意度无差别。

2000 年以来得到过生殖健康/计划生育宣传品的对象占 68.4%，其中的 37.1% 全部读了宣传品，而 10.6% 未读过。参加过政府组织的生殖健康/计划生育知识培训班的占 48.7%，高于楼超华等 2004 年的报告，农村对象得到宣传品和参加培训班的比例略高于城市对象。说明贵州省人口计划生育部门从 2000 年开始施行三大工程、为育龄群众提供计划生育/生殖健康优质服务以来，开展了多项生殖健康宣传及服务工作，在群众心目中的形象有了本质的改变，服务满意度在农村少数民族已婚育龄男性中较高。但仍需注意增加开展多种生殖健康知识培训班，在宣传资料中尽量吸收当地的民族文化符号元素，以吸引少数民族群众的注意，提高生殖健康文化的传播效果。

5. 生殖系统疾病

调查对象中 21.9% 出现过泌尿生殖道感染症状，其中，近一半看过医生。就诊地点有医院（48.6%）、计划生育服务站（31.1%）、私人诊所（12.2%）和药店（2.7%）。8.8% 的对象目前仍有感染症状。调查的少数民族已婚育龄男性自报经诊断的生殖系统疾病患病率为 36.9%，依次为：尿道炎（8.7%）、前列腺炎（6.6%）、包皮过长（5.0%）、尿道下裂（2.6%）、隐睾（1.3%）、附睾炎（1.3%）、精索静脉曲张（0.8%）及其他（12.2%）。单因素卡方分析影响生殖系统疾病患病率因素见表 4.40。

表 4.40 少数民族已婚育龄男性生殖泌尿系统疾病患病率影响因素卡方分析

分 类	患病率	X^2	P
民族		129.232	0.000
苗族	75.0		
侗族	19.8		
布依族	70.7		
仡佬族	30.5		
水族	7.8		

续表

分　类	患病率	X^2	P
职业		15.174	0.002
农民	35.0		
工人、商业	6.9		
公务员、老师及技术人员	16.3		
在家及其他	36.8		
是否得到过生殖健康咨询服务		11.986	0.002
是	32.2		
否	11.4		
记不清	44.0		
得到生殖健康/计划生育宣传品		8.043	0.005
是	38.0		
否	23.6		
接受有规律的生殖健康检查		12.761	0.000
是	50.0		
否	27.1		
与妻子讨论避孕		6.366	0.012
是	35.5		
否	22.5		

用 Binary Logistic 过程控制少数民族已婚育龄男性生殖泌尿系统患病率影响因素间的交互作用，回归方程如表 4.41 所示。可见苗族男性生殖泌尿系统患病率最高，高出水族 17.8 倍，其次是布依族、仡佬族、侗族。最低的是水族。在家/其他职业男性生殖泌尿系统患病率高于其他职业，农民也比城镇工作的患病率高。与妻子讨论避孕者能降低其生殖泌尿系统患病率。

水族男性患病率最低，这可能是因为水族村寨一般是聚族而且是同血缘而居，多居住在边远偏僻的山区各民族之间，交通不便、语言互相不通。我们的调查地九阡镇水各村距离三都县城 60 千米，其中水族占 95%，是一个典型的水族村寨。当地经济发展是四个调查地中最差的，水族对象的月收入也最低（226.39+200.87 元/月）。调查中发现，水族出现泌尿生殖道症状的比例（22.0%）高于其他四个少数民族，而其就医的比例（36.4%）和参加生殖健康检查的比例（1%）最低，他们自报患病率低显然与当地经济落后、比较闭塞、群众健康意识低下，出现症状后因缺乏生殖健康知识和无钱就医有关。而且水族传统婚姻习俗方面的禁例和习惯对男女不轨性行为惩罚极严，族人社会舆论对不轨性行为普遍强烈谴责（http://www.39sd.com/sdszwz.asp？ sdID=116）。群众生殖健康知识缺乏，错误认为泌尿生殖道症状都与不洁性行为相关，这也使水族育龄已婚男性发现症状后会保持沉默、不去就医，使泌尿生殖道疾病检出率低。

表 4.41　贵州省少数民族已婚育龄男性生殖泌尿系统患病率的Logisticregression分析

变　量	比较组	参照组	比值比	*P*
民族	苗族	水族	17.832	0.001
	侗族		1.947	0.231
	布依族		17.356	0.000
	仡佬族		4.961	0.001
职业	农民	在家/其他	0.407	0.162
	工人、商业		0.065	0.006
	公务员、老师及技术人员		0.215	0.041
与妻子讨论避孕	是	否	0.492	0.018

6. 小结

中国人口发展战略是在控制人口数量的同时，提升人口的素质，为全面建设小康社会创造良好的人口环境。少数民族人口是我国人口中的一个重要组成部分，少数民族男性的生殖健康水平直接关系着中华民族的人口素质。本研究显示了农村少数民族已婚育龄男性生殖健康水平较低，各民族间不同的风俗观念影响着他们的生殖健康水平。政府组织的生殖健康/计划生育知识培训显著提高了贵州省农村少数民族的生殖健康水平，特别是计划生育部门在提高农村少数民族生殖健康水平中起到了非常重要的作用。与此同时，少数民族群众也对计划生育服务部门提出了提高服务水平和改善服务态度的更高要求。提示农村少数民族男性生殖健康状况急需关注，这已成为构建和谐家庭、和谐社会的一个障碍。要提高少数民族生殖健康水平和人口素质，必须深入调查研究各少数民族的独特民俗民风，计划生育部门、卫生系统、教育部门和宣传媒体等多方合作，采取少数民族群众易于接受的形式，通过开展宣传教育等多种形式的干预活动，提高少数民族男性对计划生育及生殖健康知识的知晓程度以及参与计划生育的意识和责任感，增强男性生殖健康意识。

三、少数民族未婚青少年生殖健康状况调查

在中国，随着改革开放和社会经济的发展，未婚青年的婚姻、性行为观念发生了急剧变化。婚前性行为、未婚妊娠、未婚人工流产、性病与艾滋病已成为重要的社会问题。我国已开展了很多针对青少年生殖健康状况和婚前性行为的研究，然而少见有关少数民族未婚青年生殖健康状况的研究。本研究选择世居贵州的布依族、水族、仡佬族、侗族和苗族未婚青少年作为研究对象，了解他

们的性行为、使用避孕措施、生殖系统疾病、生殖健康方面的知识水平等状况，分析民族传统风俗习惯、经济、文化等因素对他们的影响，为在民族地区因地制宜、分类指导地实行计划生育生殖健康优质服务提供参考信息。

（一）对象和方法

分别在贵州省镇宁布依族少数民族自治县、三都水族少数民族自治县、玉屏侗族少数民族自治县、务川仡佬族少数民族自治县、松桃苗族少数民族自治县五个县，随机抽取布依族、水族、仡佬族、侗族和苗族 15～22 岁未婚青年各 100 名。采用封闭式问卷调查，由经过统一培训的具有研究人群相似特征经验的工作人员（意指调查员在调查地工作生活多年，熟知调查人群的生活习惯、风俗和语言）填写或自填问卷（附件 6）。调查内容包括：对象的一般情况、性行为与避孕行为、生殖系统疾病症状及诊断、生殖健康/计划生育避孕知识、生育意愿以及对计划生育部门的建议五大方面 56 个问题。

数据审核后录入计算机，数据分析处理采用 SPSS11.5 分析软件，进行频数分布分析、卡方检验和多因素Logistic回归分析。

（二）结果

1. 一般情况

接受本调查的 15～22 岁少数民族未婚青年共 500 名，有效调查问卷 498 份，有效率为 99.6%。其中男性 258 名，女性 237 名。调查对象平均年龄 18 岁，男性 18.44 ± 2.28 岁，女性 18.21 ± 1.94 岁，两性少数民族间年龄差异无统计学意义，对象的其他一般情况见表 4.42。男、女青年受教育程度无统计学意义差异，5 个少数民族青少年的受教育程度有极显著差异（X^2=44.863，P=0.000），受教育程度在高中以上的比例水族最高、布依族最低。

2. 婚前性行为

（1）婚前性行为发生情况

495 名调查对象中，婚前性行为发生率为 13.74%，首次性行为发生年龄男性为 17.84 ± 1.69 岁（13 ~ 20 岁），女性为 18.80 ± 1.23 岁（17 ~ 21 岁）。曾经性交对象 2 个以上的占 52.9%，女性未婚青年多性伴侣的比例显著低于男性（P=0.015）。47.5% 有婚前性行为的对象对他们的性生活感到满意，性生活不和谐原因主要有“不喜欢避孕套 / 体外射精”（33.3%）、“怕怀孕”（26.7%）、“性交痛”（13.3%）和“性伴侣不配合 / 不尊重”（6.7%）。

表 4.42　调查对象一般情况　（%）

分　类	男性	女性	合计
总数	258	237	495
民族			
苗族	56（21.7）	44（18.6）	100（20.2）
侗族	50（19.4）	47（19.8）	97（19.6）
布依族	53（20.5）	56（23.6）	109（22.0）
仡佬族	45（17.4）	43（18.1）	88（17.8）
水族	54（20.9）	47（19.8）	101（20.4）
文化程度			
小学	8（3.1）	4（1.7）	12（2.4）
初中	109（42.2）	89（37.6）	198（40.0）
高中	134（51.9）	139（58.6）	273（55.2）
大专及以上	7（2.7）	5（2.1）	12（2.4）
户口			
农村	174（66.7）	158（66.7）	332（66.7）
城市	87（33.3）	79（33.3）	166（33.3）
职业			

续表

分　类	男性	女性	合计
农民	57（22.1）	49（20.7）	106（21.4）
工人、商业、公务员及专业技术人员	10（3.9）	22（9.3）	32（6.5）
在家	15（5.8）	1（0.4）	16（3.2）
学生	176（68.2）	165（69.6）	341（68.9）

（2）避孕使用情况

68名有性行为的对象中，22.1% 从未采取避孕措施，35.3% 偶尔采取，有时采取的占 20.6%，仅 22.1% 经常采取避孕措施。男女青年使用过的避孕方法主要是避孕套（95.5%）、口服避孕药（52.3%）、体外射精（25.0%）、药膜\隔膜\胶冻（6.8%）和安全期（6.8%）。他们的避孕药具主要来自药店/超市（65.5%）、计划生育服务站（18.2%）和私人诊所（9.1%）。调查对象性交时不采取避孕措施的原因40%是“不知道要用”，33.3% 因“没时间”，“羞于告诉别人”占 20%，6.7% 认为“没必要用”。

发生婚前性行为的对象 32.4% 曾怀孕/使性伴侣怀孕，其中的 95.5%意外妊娠采取了人工流产。

（3）婚前性行为影响因素分析

卡方检验筛选出对婚前性行为发生率有显著影响的因素有性别、民族、年龄、家庭年收入和职业，而受教育程度、户口对少数民族未婚青年的婚前性行为发生无显著影响，结果见表 4.43。卡方分析结果显示，少数民族未婚青年婚前性行为避孕使用率的影响因素是受教育程度和住址，随着对象受教育程度的升高，避孕使用率显著增加（X^2=6.251，P=0.012），此外，城市未婚青少年更常在婚前性行为中采用避孕措施（X^2=8.522，P=0.036）。

对单因素分析筛选出的影响因素进行 Logisticregression 分析，结果显示男青年发生婚前性行为的比例是女青年的15.88倍，婚前性行为发生率随着年龄的增加而显著增加，侗族未婚青年婚前性行为发生率是水族的 6.83 倍，结果见表 4.44。

表 4.43 贵州省少数民族未婚青年婚前性行为影响因素（卡方检验）

	婚前性行为发生率	X^2	P
性别		35.229	0.000
男	22.5		
女	4.2		
民族		44.294	0.000
苗族	15.0		
侗族	30.9		
布依族	1.8		
仡佬族	17.0		
水族	5.9		
受教育程度			
小学	16.7	17.099	0.009
初中	13.1		
高中	12.5		
大专及以上	50.0		
现年龄		46.483	0.000
≤16岁	1.1		
17～19岁	9.6		
≥20岁	29.4		
家庭年收入			
小于4000元	6.5	19.932	0.000
4000~9000元	10.2		
9000元以上	23.0		
职业		45.845	0.000

续表

	婚前性行为发生率	X^2	P
农民	24.5		
工人、商业	22.7		
公务员、技术人员	40.0		
在家	43.7		
学生	7.6		

表 4.44 贵州省少数民族未婚青年婚前性行为发生率的 Logisticregression 分析

变 量	比较组	参照组	比值比	P
年龄	连续变量		3.659	0.000
性别	男	女	15.878	0.000
民族	侗族	水族	6.831	0.000
	布依族		0.375	0.263
	仡佬族		2.396	0.122

3．生殖健康状况

46.5% 的对象参加每年一次的全面体格检查，其中学生占 82.6%。调查的少数民族农民未婚青年 53.5% 从未参加过全面体格检查。不进行全面体格检查的主要原因是认为没必要（45.8%）、不知道该种检查（22.5%）和没钱（16.5%）。94.9% 的对象未接受有规律的生殖健康检查，其主要原因依次为没必要（35.5%）、无人告诉（27.8%）、没钱（15.9%）和不在育龄范围（10.0%）。

少数民族男青年首次遗精年龄 15 岁（11 ~ 21 岁），35.7% 有手淫，手淫后感觉与平常一样（31.4%）、感觉愉快（26.7%）、困惑自卑（15.1%）、有点虚弱（14.0%），精力充沛和精力大减的对象分别占 9.3% 和 3.5%。女性调查对象月经初潮年龄为 14 岁（10 ~ 18 岁）。

调查对象自觉身体健康的占 92.8%，目前生殖泌尿系统有不适的占 15.7%。女青年中 7.2% 的生殖系统有不适，男青年曾经有泌尿生殖道不适症状的占 24.4%，症状主要有下身瘙痒、尿急、尿频、尿痛，下身皮肤破损，尿道口分泌物增多，会阴部触痛、胀痛，其中 24.7% 目前仍有以上症状。

卡方检验筛选未婚少数民族泌尿生殖道不适的影响因素，结果见表 4.45。男青年泌尿生殖道不适症状的发生率高于女性，但值得注意的是，25.0% 女青年不能判断自己的生殖道症状是否正常，说明她们生殖健康知识掌握情况很差，还可能因女性未婚青年羞于启齿告诉调查者私处的问题，导致了自我报告生殖道不适发生率低于男性。仡佬族的报告率最高，苗族的最低。农村少数民族未婚青少年生殖道不适发生比例高于城市对象，随着家庭年收入的增加和对象文化程度的升高，生殖道不适发生率明显下降。而生殖健康综合知识得分水平对其无影响。

表 4.45　未婚少数民族泌尿生殖道不适的影响因素

分　类	泌尿生殖道不适报告率	X^2	P
性别		14.860	0.000
男	77.0		
女	23.0		
民族		29.070	0.000
苗族	2.8		
侗族	8.3		
布依族	23.9		
仡佬族	28.9		
水族	26.3		
住址		8.090	0.000
农村	21.5		

续表

分　类	泌尿生殖道不适报告率	X^2	P
城市	9.8		
家庭年收入			
4000元以下	23.7	15.614	0.004
4000~9000元	13.6		
9000元以上	8.7		
对象受教育程度		6.165	0.046
小学	11.1		
初中	12.8		
高中及以上	22.2		

对单因素分析筛选出的影响因素进行 Logisticregression 分析，控制自变量间的交互作用，回归方程如表 4.46 所示，女性未婚青年生殖道不适报告率与男青年相比降低了 64.3%。苗族、侗族未婚青年生殖道不适报告率分别是水族的 6.8 倍和 2.9 倍。其中仡佬族是最低的。对象受教育程度与生殖道不适报告率成反比。

表 4.46　贵州省少数民族未婚青年生殖道不适报告率的 Logisticregression 分析

变　量	比较组	参照组	比值比	P
性别	女	男	0.357	0.001
民族	苗族	水族	6.799	0.021
	侗族		2.937	0.025
	布依族		0.721	0.406
	仡佬族		0.614	0.211
对象受教育程度	小学	高中及以上	2.958	0.326
	初中		2.526	0.003

经确诊的妇科疾病和泌尿生殖道疾病患病情况见表 4.47。有

泌尿生殖道症状的青年 57.3% 就诊，男青年就诊率显著高于女性（X^2=6.756，P=0.034）。女性不就诊的主要原因是羞于告诉别人和没钱，男青年不就诊的原因依次为没钱（35.9%）、病情轻没关系（28.2%）、羞于告诉人（20.5%）。

表 4.47　贵州省少数民族未婚青年生殖系统疾病患病情况　（%）

类　别	患病率
女性妇科疾病患病情况	
阴道炎	11（4.6）
宫颈炎	6（2.5）
输卵管、卵巢囊肿	3（1.3）
其他疾病	23（9.7）
男性泌尿生殖道疾病患病情况	
包皮过长	35（13.6）
尿道炎	12（4.7）
隐睾	3（1.2）
前列腺炎	2（0.9）
精索静脉曲张	1（0.4）
副睾炎	1（0.4）
尿道下裂	1（0.4）
其他	31（12.0）

4．生殖健康知识知晓情况

少数民族未婚青少年艾滋病知晓率为 97.5%，民族、年龄、住址、性别对艾滋病知晓率无影响，受教育程度在小学及以下的对象组艾滋病知晓率（70.0%）显著低于对照组（X^2=31.086，P=0.000）。表 4.48 显示了不同特征少数民族未婚青年艾滋病、性病和避孕知识得分情况。女性、公务员/工人/商业和受教育程度高的对象艾滋病传播知识得分较高。平均知道性病种类少于 2 种，城市户口、侗族、年龄大和公务员/技术人员知道性病种类显著增加，水族和学生知道最少。

表 4.48 生殖健康知识、避孕知识得分影响因素分析（卡方检验）

	艾滋病传播知识得分	性病知晓得分	性病传播知识得分	避孕知识得分
全部	6.41	1.72	2.80	2.80
性别				
男	6.22	1.80	2.72	2.77
女	6.60	1.65	2.87	2.82
P	0.002	≥0.05	≥0.05	≥0.05
户口				
农村	6.36	1.66	2.68	2.58
城市	6.48	1.96	3.05	2.58
P	≥0.05	0.027	0.007	≥0.05
民族				
苗族	6.51	1.78	2.92	3.91
侗族	6.54	2.32	2.97	3.05
布依族	6.24	1.29	2.64	2.06
仡佬族	6.23	1.70	2.49	2.76
水族	6.54	1.68	2.98	2.55
P	≥0.05	0.000	0.002	0.000
年龄				
≤16岁	6.23	1.50	2.73	2.57
17~19岁	6.41	1.67	2.73	2.55
≥20岁	6.53	1.97	2.96	3.34
P	≥0.05	0.002	≥0.05	0.000
受教育程度				
初中及以下	6.22	1.70	2.75	2.92
高中及以上	6.54	1.74	2.83	2.71

续表

	艾滋病传播知识得分	性病知晓得分	性病传播知识得分	避孕知识得分
P	0.01	≥0.05	≥0.05	≥0.05
职业				
农民	6.16	1.91	2.72	3.49
工人、商人	7.00	1.90	3.16	3.75
公务员、技术员	7.29	2.40	2.80	3.60
在家	5.62	2.31	3.08	3.08
学生	6.46	1.61	2.78	2.50
P	0.010	0.002	≥0.05	0.000

影响性病传播知识得分的因素有户口性质和民族，除性行为传播途径的正确判断率较高（91.2%），其他传播途径的正确判断率很低，分别为：日常生活传播途径3.9%，生产小孩传播途径11.2%，胎盘传播 12.9%，母乳传播 16.2%，通过医疗器械传播的正确判断率 19.7%。知道得最多的前 3 种避孕方法是避孕套、口服避孕药、女性输卵管结扎，听说最少的方法是皮下埋植。布依族、学生的避孕知识得分显著低于其他组，年龄不小于 20 岁的青年得分高于对照组。

调查对象中，知道何处获得避孕方法的比例为 53.3%。当问及认为最有效的避孕方法和副作用最小的避孕方法时，最多的回答都是“不知道”，分别占 37.1% 和 53.1%。男性调查对象中认为能预防性病、艾滋病的避孕措施有：避孕套（51.9%）、口服避孕药（0.9%）、体外排精（0.9%）、宫内节育器（0.4%），不知道的占 47.7%。

5. 生育意愿

调查对象的绝大部分理想小孩数是 1个（51.0%）或 2 个（46.5%），选择男女均衡（66.2%），有 2.3% 的对象选择想要 3 个以上的小孩。同意“每个家庭至少要有一个男孩”的占 26.2%，同意该观点的最主要原因是传宗接代，其次为养老、名声和家庭劳力。

6. 接受生殖健康服务情况及对计划生育部门的建议

2000 年以来，仅 35.8% 的调查对象获得过生殖健康/计划生育宣传品，其中的 20.8% 读了宣传品的全部内容，70.5% 只读了部分内容。调查对象中仅 7.1% 参加过政府组织的生殖健康/计划生育知识培训。他们的生殖健康知识获得途径方法排在前 3 位的依次是报纸书刊，计划生育部门宣传，广播、电视、录像和网络，分别占 29.7%、29.7%、25.8%。从同学朋友和妇幼保健站/医院获得生殖健康知识的仅占 9.6% 和 4.2%。

调查对象希望提供的服务见表 4.49，希望获得的生殖健康服务有性别差异，少数民族未婚女青年更渴望获得生殖健康咨询，而男青年对性知识、避孕药具的需求高于女青年，农村的未婚青年对避孕药具的需求也明显高于对照组、城镇组。提示计划生育等相关部门以后在针对未婚青少年开展生殖健康优质服务时，要考虑服务对象的性别而有偏重。他们也建议计划生育等部门从以下几方面进行改进：改善服务态度（50.3%）、增加服务项目（55.9%）、提高技术服务人员的服务水平（47.1%）和改善服务场所条件（52.4%）。

表 4.49　调查对象希望提供的服务

希望提供的服务	性别		住址	
	男（%）	女（%）	城市（%）	农村（%）
性知识教育	77.0	56.2	67.4	67.1
生殖健康咨询	53.0	80.8	77.8	60.7
性病艾滋病预防	43.5	48.8	45.2	46.3
提供避孕药具	42.6	23.6	24.4	37.9

（三）结论

少数民族未婚青少年受教育程度在高中以上的比例水族最高，布依族最低。婚前性行为发生率为 13.74%，男青年明显高于女青年，侗族最高，水族最低，随着年龄的增加婚前性行为发生率显著增加。男性未婚青年多性伴侣的比例较高。但只有 22.1% 的对象经常采取避孕措施，较多有性行为的未婚少数民族青年没有使用任何避孕措施，还有 29.5% 的使用体外排精和安全期等有效性低的避孕方法。其不采取避孕措施的主要原因是缺乏避孕等生殖健康知识，不知道使用避孕药具。32.1% 的婚前性行为造成了非意愿妊娠。而且其中的 95.5% 以人工流产结束了妊娠。随着对象受教育程度的提高，少数民族未婚青年避孕药具使用率显著增加。

未婚男青年生殖道不适报告率高于女性，苗族未婚青年生殖道不适报告率最高，仡佬族最低。男青年泌尿生殖道不适症状的发生率高于女性，有泌尿生殖道症状的男青年就诊率显著高于女性。就诊率低的最主要原因是害羞和未意识到疾病的重要性，少数民族未婚青少年艾滋病知晓率高（97.5%），侗族知道性病种类的显著高于其他民族，水族知道最少。布依族和学生的避孕知识得分显著低于其他组。

少数民族未婚女青年更渴望获得生殖健康咨询，而男青年对性知识、避孕药具的需求高于女青年，农村的未婚青年对避孕药具的需求也明显高于对照组、城镇组。

（四）讨论

青少年的生殖健康状况直接影响到成人期的生殖健康水平，目前大量研究表明，中国随着改革开放的深化和社会经济的发展，未婚青少年性行为发生率上升，首次性行为年龄呈提前趋势，非意愿妊娠和人工流产率较高，性病及艾滋病传播速度加快。由于历史发展、宗教信仰、地理气候、传统习俗及文化水平的不同，造成了少数民族之间生殖健康状况的差异。研究制定促进少数民族青少年性与生殖健康的干预措施，对于提高少数民族、全民族的生殖健康尤其重要。

随着青春期年龄提前和结婚年龄推迟，青少年发生婚前性行为的比例明显上升。本研究显示，少数民族未婚青年的性行为发生率（13.74%）低于王波等对上海市郊未婚青年的调查结果（18.3%），而少数民族男性未婚青年的性行为发生率（22.5%）显著高于少数民族女性未婚青年和上海市郊男性未婚青年（18.5%），且一半以上婚前性行为对象有两个以上。原因可能有:婚前性行为对女性未婚青年以后的家庭生活影响较男性大，她们对此类敏感问题可能存在瞒报；女性对婚前性行为的态度较为保守，婚前性行为的不良后果更多由女青年承担，她们的生理、心理的负担和代价比男性高，故少数民族女青年婚前性行为比例较男青年低。而贵州省侗族、苗族未婚青年大多通过对歌等方式自由恋爱，婚前交往很自由，要待女方怀孕生产后才住男方家，即结束“坐家”成为妻子，少数民族性道德观和男性婚前性行为的开放习俗，使侗族未婚男青年性行为发生率高于其他民族。

关于有性经历的少数民族未婚青年避孕措施使用调查显示，仅 22.1% 的对象经常采取避孕措施，35.3% 的对象只是偶尔采取，32.1% 的对象婚前性行为造成了非意愿妊娠，可见很多有性行为的未婚少数民族青年没有采取任何避孕措施，还有 29.5% 的采用体外排精和安全期等有效性低的避孕方法。他们不采取避孕措施的主要原因是，缺乏避孕等生殖健康知识，不知道使用避孕药具。而少数民族男青年婚前性行为发生率高、更多更换性伴侣、避孕措施使用率低，也造成了有生殖泌尿系统不适和疾病的比例高于女青年。因此，为促进少数民族未婚青年的生殖健康，要利用学校、大众媒体等向各年龄阶段的少数民族未婚青年加强性病/生殖道感染、避孕等生殖健康知识教育宣传，向他们提供性教育和避孕服务。特别是针对少数男性青年，加强性责任感的教育，使他们打破旧民族习俗，采取负责任的安全性行为。

调查中发现，有生殖泌尿系统不适和疾病的少数民族未婚青年，就诊率低的最主要原因是害羞和未意识到疾病的重要性，这与其他研究结果一致。长期以来，我国妇幼保健和计划生育服务仅针对已婚育的人群，对于未婚青年仅限于在学校开展少量生理卫生知识教育。少数民族未婚青年受教育程度较低、新知识来源有限，受传统性观念的影响，他们羞于主动寻求生殖健康知识和服务，调查发现，贵州省少数民族青年平均知晓性病少于 2 种、避孕方法少于3种，了解性病传播途径很少，他们对性病和避孕知识的掌握远低于其他人群。教育部门、卫生组织和计划生育部门应联合起来，共同关注少数民族青少年，特别是年龄教小、受教育程度较低及对未婚性行为持开放态度的农村少数民族青年，加强性病、生殖道感染知识的宣传教育，使他们能认识到疾病的严重后果和预防的重要性，这同时有利于改变少数民族青少年的性观念和促进避孕措施的采取。调查中也显示了计划生育部门在少数民族未婚青年获取生殖健康知识和避孕方法中占据了重要位置，他们渴望计划生育部门能拓宽服务人群，得到性知识、生殖健康知识咨询服务。研究中发现，少数民族未婚青年艾滋病的知晓率和传播知识得分较高，说明贵州省长期重视艾滋病预防宣传工作取得了一定实效。

四、少数民族老年人生殖健康状况及其需求调查

众多国家在开罗国际人发大会上一致认为，生殖健康不单纯是通过计划生育达到人口学目标，而是要更广泛地满足男性和女性在其生命周期的全过程对生殖健康的需求。在世纪之交，我国人口结构将实现转换并迈入“老年型”国家的行列，人口老龄化给人类社会的政治、经济、文化、卫生保健等方面带来深刻的影响，实现健康老龄化是解决人口老龄化问题的必然选择。本课题调查少数民族老年人生殖健康状况及其需求，对于政府完善生殖健康服务以有效覆盖少数民族老龄人口弱势群体，具有重大作用。

（一）对象与方法

在贵州省镇宁、三都、玉屏、务川和松桃五个少数民族自治县，随机选取苗族、布依族、水族、仡佬族和侗族50岁以上少数民族老年人各 100 名，共计 500 名。在此要说明的是，本项目中定的老年人为 50 周岁以上的人，这是基于国际上通指的生殖年龄为 15 ~ 49 岁，该项目又专门研究生殖健康状况，在此我们将超过 49 岁的人定为老年人。数据分析处理采用 SPSS11.5 分析软件，进行频数分布分析、卡方检验和多因素Logistic回归分析。

（二）结果与讨论

1．基本情况

发放问卷 500 份，有效问卷 441 份，其中女性 211 份，男性 230 份，有效问卷回收率 88.2%。平均年龄 57.31+7.12 岁（50 ~ 86 岁），男性 57.93 ± 15.22 岁（50 ~ 86 岁），女性 56.64 ± 13.00 岁（50 ~ 78 岁），不同性别、民族和住址的对象间年龄无显著性差异。在婚对象占 86.2%，13.6% 离婚和丧偶，1 例未婚。79.1% 为农村户口，男性和城市老年人有配偶的比例高于女性和农村老年人。调查对象民族组成：布依族 118 例（26.8%）、侗族 92 例（20.9%）、水族 84 例（19.0%）、仡佬族 82 例（18.6%）和苗族 65 例（14.7%）。受教育程度以小学居多（43.5%），其次为文盲（24.3%）、初中（22.9%）、高中（6.1%）和大专及以上（3.2%）。男性对象的受教育程度显著高于女性（X^2=43.253，P=0.000）。

对象月收入及家庭年收入均为偏态分布，中位数（P_{25}，P_{75}）分别为：月收入 150 元（45，400），家庭平均年收入为 3500 元（1500，9400）。

2．生育及避孕情况

有 3 个及以上小孩的老人占大多数（55.1%），91.3% 的老人有 1 个以上的男孩。老年女性对象大多数妊娠次数在 3 次或 3 次以上（67.3%），最近一次分娩的地点大部分在家（61.9%），78.1% 的老年妇女未做过产前检查。仅 9.5% 的少数民族老年妇女做过人工流产，人流原因多为非意愿妊娠（42.9%）和避孕失败（38.1%）。

避孕现用率为 82.2%。各种避孕方法使用情况见表 4.50，少数民族老年人采用的避孕方法以绝育和宫内节育器为主（73.6%），五个少数民族老年人中，布依族选用的避孕方法种类最多，采用绝育的比例最低，仡佬族选用男扎的比例最高。调查对象中曾换用过避孕方法的占 46.8%，不同的少数民族间有极显著性差异，侗族最高（58.7%），仡佬族最低（30.9%）。随着对象受教育程度的升高、年龄的减少，一生中换用过避孕方法的比例显著增加（P=0.000）。不同职业和性别间无差异。

在决定现用避孕方法时，多为夫妇双方共同决定（47.5%），随着对象受教育程度的增高，由丈夫单独做主选择避孕方法的比例下降（文盲组 21.3%、小学组 12.3% 和初中以上组 9.6%），在医务人员指导下选择的比例上升（文盲组 12.0%、小学组1 4.8% 和初中以上组 21.6%）。卡方分析筛选出落实避孕措施选用人的影响因素有民族、住址和年龄。

表 4.50　贵州省少数民族老年人避孕方法使用情况

民　族	观察对象数（n）	避孕现用率（%）	女扎率（%）	男扎率（%）	节育器（%）	口服避孕药（%）	避孕套（%）	其他（%）
苗族	65	76.9	44.6	15.4	13.8	3.1	0	0
侗族	91	86.8	57.1	5.5	16.5	1.1	6.6	0
布依族	108	84.3	52.8	5.6	10.2	6.5	2.8	6.5
仡佬族	79	91.1	59.5	19.0	6.3	0	0	6.3
水族	83	69.9	51.8	9.6	7.2	0	1.2	0
共计	426	82.2	53.5	10.3	10.8	2.3	2.3	2.8

运用 Multinomial Logistic 过程，拟合影响少数民族老年人现用避孕方法选择的广义 Logit 模型，结果见表 4.51。苗族和仡佬族妻子做主选择的比例明显低于水族，布依族、仡佬族夫妇双方共同选择避孕方法的比例显著低于水族，苗族、布依族和仡佬族在医务人员指导下选择的比例也显著低于水族。城市少数民族老年人由妻子

做主选择避孕方法的比例是农村组的 7.58 倍，随着对象年龄的增加，夫妇商量选择避孕方法的比例显著下降。

表 4.51　Logistic 回归分析少数民族老年人落实避孕措施的选择人影响因素

应变量（现用避孕法选择人）	自变量	P	B	X^2	OR
妻子	民族（ref:水族）				
	苗族	0.043	−2.733	4.086	0.043
	侗族	0.897	0.150	0.017	1.162
	布依族	0.561	−0.531	0.337	0.588
	仡佬族	0.039	−2.312	4.249	0.099
	住址（ref:农村）				
	城市	0.010	−2.027	6.610	0.132
夫妇双方	民族（ref:水族）				
	苗族	0.113	−1.125	2.510	0.325
	侗族	0.938	−0.070	0.006	0.933
	布依族	0.047	−1.341	3.955	0.261
	仡佬族	0.045	−1.450	4.017	0.235
	年龄分组（ref:≥61岁）				
	≤55岁	0.003	1.267	8.655	3.551
	56~60岁	0.009	1.243	6.861	3.466
在医务人员指导下	民族（ref:水族）				
	苗族	0.002	−3.836	9.683	0.022
	侗族	0.639	0.438	0.220	1.550
	布依族	0.017	−1.774	5.711	0.170
	仡佬族	0.036	−1.664	4.409	0.189

注：因变量参照组，医务人员及其他。

对于问题“如必须绝育，夫妻何人手术”，绝大部分受调查少数民族老人选择女扎。不同少数民族间有显著性差异（X^2=10.559，P=0.032），其中侗族对象中选择女扎的比例最高（94.6%），仡佬族最低（79.3%），这与本研究调查少数民族老年人男、女扎现用率结果一致。苗族和仡佬族男扎在绝育中所占比例远高于其他民族，此现象与这两种少数民族不同性别的健康经济效益有关。贵州农村苗族和仡佬族妇女在家庭中不只承担家务劳动，还要承担重体力田间耕种工作，而男性则扮演着父权家长的角色，日间扛枪打猎，从事的农务劳作较妇女轻，故农村少数民族群众为保证家中的劳动力，更愿选择丈夫绝育以不影响家庭生产活动。同时这两种民族老年人妻子做主选择避孕方法的比例低于其他民族，也说明了苗族、仡佬族的妇女家庭地位低下，父权意识较严重。

（三）生殖健康知识掌握状况

调查的少数民族老年人 69.7% 知道在何处获得避孕方法，认为最有效的避孕方法按所占比例从高到低依次为：女扎（56.2%）、避孕环（11.4%）、男扎（6.2%）、避孕套 / 药膜（2.0%）、口服避孕药（1.8%）、自然避孕法 / 体外射精（0.4%）。而认为副作用最小的方法依次为：女扎（32.7%）、避孕环（12.0%）、避孕套 / 药膜（12.0%）、自然避孕法 / 体外射精（3.4%）、口服避孕药 / 注射避孕（2.0%）。城市少数民族老年人对现用避孕方法的了解（副作用及适合人群）程度显著高于农村（X^2=28.909，P=0.000），男女对象无显著性差异。

受调查的少数民族艾滋病知晓率为 73.7%，本研究中设计的艾滋病传播知识和性病传播知识总分各 8 分，避孕知识总分 10 分。而调查显示，少数民族老年人避孕知识和性病知识平均得分较低，艾滋病知识得分 6.75 ± 3.00（3 ~ 9），避孕知识得分 3.43 ± 4.06（0 ~ 9），性病知识得分 1.61 ± 2.58（0 ~ 6），性病传播知识得分 2.87 ± 2.10（1 ~ 6），双因素卡方检验分析少数民族生殖健康知识得分的影响因素如表 4.52 所示。

表 4.52 少数民族老年人生殖健康知识影响因素（卡方分析）

因　素	避孕知识得分	艾滋病知识得分	性病知识得分	性病传播知识得分
性别				
男	3.34	6.64	1.77	3.01
女	3.54	6.89	1.44	2.72
P	ns	ns	0.007	0.009
民族				
苗族	4.42	7.87	2.58	3.10
侗族	4.39	7.18	1.76	2.79
布依族	2.81	6.27	1.38	2.65
仡佬族	3.28	6.58	1.65	3.02
水族	2.64	5.84	0.99	3.02
P	0.000	0.000	0.000	0.04
户口				
城市	4.05	7.00	1.92	2.87
农村	3.27	6.68	1.53	2.86
P	0.001	ns	0.009	ns
受教育程度				
文盲	2.56	6.02	1.00	2.71
小学	3.49	6.97	1.68	2.82
初中及以上	4.01	6.85	1.98	3.02
P	0.000	0.000	0.000	ns
对象年龄分组				
≤55岁	3.79	7.13	1.84	2.86
55~59岁	3.48	6.65	1.63	2.99
≥60岁	2.59	5.80	1.08	2.73
P	0.000	0.000	0.000	ns

注：ns为无显著性差异。

少数民族老年男性对性病的了解情况显著好于女性，不同少数民族的生殖健康知识得分极其显著不同，苗族最高，水族最低。城市老年人的生殖健康知识水平高于农村。随着受教育程度的提高，少数民族老年人的生殖健康知识水平明显上升。

（四）身体健康状况

自我评价身体健康状况，51.9% 的调查对象自觉身体好，而 15.1% 的自觉身体差。仅 15% 的对象每年进行一次全面的体格检查，10.2% 每年进行生殖健康检查。卡方检验显示，城市对象参与健康体检的比例明显高于农村组（X^2=18.894，P=0.000），随着受教育程度的提高，参加全面体格检查的比例也显著增加（X^2=50.070，P=0.000）。家庭年收入的增加明显有利于老年人的身体健康状况（X^2=18.374，P=0.031）。有配偶的老年人身体显著好于对照组（X^2=19.397，P=0.000）。老年人的家庭经济条件和伴侣间相互的照顾和精神支持是身体健康的重要条件。男性体格检查的比例高于女性，原因在于少数民族男性受教育程度较女性高，故就业率高于女性，享受医疗保险资源多于女性。而老年妇女接受生殖健康检查的比例显著高于老年男性（X^2=16.393，P=0.000），此为我国目前在农村广泛开展的生殖健康服务取得的较大成效。未体格检查的原因有：没必要（42.3%）、没钱（33.5%）和害怕（14.9%），不进行规律生殖健康检查的原因有：没必要（59.1%）、不在育龄范围（17.5%）和没钱（17.0%）。

25.7% 的少数民族老年男性自觉曾有泌尿生殖道不适，其中 33.9% 目前还有感染症状。症状有：尿急、尿频、尿痛（10.4%）、下身瘙痒（8.7%）、会阴部触痛胀痛（4.8%）、尿道口分泌物增多（1.7%）和下身皮肤破损（1.3%）。经检查确诊的男性生殖系统疾病：尿道炎（16.2%）、尿道下裂（4.8%）、前列腺炎（2.9%）、包皮过长（2.4%）、精索静脉曲张（1.0%）、附睾炎（0.5%）、隐睾（0.5%）。有泌尿生殖道感染的少数民族老年男性49.2%不看医生，其中77.4%因没钱，认为病情轻没关系，12.9%羞于告诉医务人员，3.2%怕周围人知道。

57.3%的少数民族老年妇女不知道乳房自检，21.8%知道但从未做过。目前有生殖系统不适的占28.0%，而13.0%的不知道自己是否有不适。有不适看医生的占50.8%，不就医的原因有：羞于告诉别人（70.0%）、没钱（20.0%）和没时间（6.7%）。经确诊的妇科疾病患病率为：阴道炎（26.2%）、宫颈炎（9.9%）、输卵管卵巢囊肿（5.8%）、子宫肌瘤（2.6%）、子宫脱垂（5.2%）、子宫内膜异位（3.1%）。

本次调查的对象自报生殖系统患病率低于陈志敏和冯海龙的报道，这可能与少数民族地区的老年人健康意识淡薄、缺乏健康体检有关。调查中发现少数民族老年人由于经济收入较低、健康知识普遍缺乏，特别是农村少数民族老年人不能享有各种社会保障，农村养老主要通过家庭赡养自行解决，而农村家庭养老受到他们子女本身经济实力和是否具有孝心两个方面的影响，故易出现老人因病致贫，因病返贫，最后看不起病的问题。

（五）性生活状态

自我评价性生活和谐度，感觉满意的占45.8%，而23.6%的对象表示已很长时间没有性生活，记不住是否和谐了。双因素卡方分析筛选出影响少数民族老年人性生活和谐的因素有性别、民族、对象受教育程度和年龄。少数民族老年男性对性生活不满意的比例显著高于女性，老年女性因无性生活时间太长而忘记是否满意的比例高于男性（X^2=9.746，P=0.008）。说明老年男性较老年女性有更多的性需求，侗族和水族老年人性生活满意度明显高于苗族、仡佬族（X^2=28.504，P=0.000），随着对象受教育程度的升高，性生活满意度显著增加（X^2=50.070，P=0.000）。家庭年收入超过 1 万元的老年人性生活满意比率高于对照组（X^2=12.666，P=0.049），身体健康的对象性生活和谐比例明显较高（X^2=20.996，P=0.002），调查对象年龄超过 60 岁后，性生活满意的比例显著降低，长期无性生活的比例显著增加（X^2=23.085，P=0.000）。

无序多分类 Logistic 回归分析将自我评价性生活满意度为因变量，并以“记不住”为对照，拟合无序多分类 Logistic 回归模型（表4.53）。模型显示，性别主要影响性生活不和谐，少数民族老年妇女较老年男性更多无性生活，老年男性更多的感到性生活不和谐。苗族老年人性生活不和谐的比例为水族的 4.281 倍，而水族老年人性生活和谐的比例是仡佬族的 2.273 倍。老年人的性生活和谐度随着年龄的增加而增加，进入中年后，随着年龄的增长两性在性需求方面趋于一致。

表 4.53　少数民族老年人性生活满意度影响因素无序多分类 Logistic 回归分析（OR 值）

变　量	对照组	性生活满意	性生活不满意
性别			
女性	男性	0.742	0.367***
民族			
苗族	水族	0.670	4.281***
侗族		0.852	1.372
布依族		0.798	1.554
仡佬族		0.440*	1.664

续表

变　量	对照组	性生活满意	性生活不满意
对象年龄分组			
55～59岁	≤55岁	2.989***	2.402*
≥60岁		3.139***	2.648*

注：*$P \leqslant 0.05$，**$P \leqslant 0.01$，***$P \leqslant 0.005$。

（六）接受生殖健康服务情况及建议

45.8%的对象或其配偶2000年以来得到过生殖健康服务/咨询，其中30.3%的为计划生育措施/药具服务，32.7%为妇科病查治，29.8%是生殖健康/计划生育咨询服务。接受服务的场所65.5%在县乡各级计划生育技术服务站，24.9%在各级医院/妇幼保健院，4.3%在村级卫生室，5.3%是私人诊所及其他地方。对服务感到满意的占81.8%。2000年以来，得到过生殖健康/计划生育宣传品的占59.1%，其中81.6%未阅读或仅读了小部分宣传品。42.4%的少数民族老年人参加过政府组织的生殖健康/计划生育知识培训班。

对于问题“希望计划生育部门提供的服务”，调查对象的回答如下：生殖健康咨询（64.9%）、性知识教育（49.0%）、希望提供避孕药具（33.5%）、希望提供妇科病及其他生殖系统疾病治疗（20.9%）。少数民族老年人希望计划生育部门从以下方面改进：增加服务项目（56.0%）、提高技术人员水平（51.8%）、改善服务态度（51.6%）、改善服务场所条件（47.0%）、加强生殖健康/计划生育知识宣传（15.1%）。

少数民族老年人接受生殖健康服务情况有性别差异，老年妇女得到生殖健康服务/咨询、参加生殖健康/计划生育知识培训班的比例都显著高于男性，两性得到宣传品的比例无差异，但男性全部阅读宣传品的比例显著高于女性（X^2=16.656，P=0.000），这是少数民族老年男性对性病了解情况好于老年妇女的原因之一。

（七）结论与讨论

我国自 2000 年开始进入老年型社会，且具有老龄化发展快、老年人口数量大、地区之间不平衡、超前于社会经济发展的特点，人口老龄化已成为重大社会问题。特别在少数民族农村地区，更是“未富先老”，如何解决少数民族老年人的生殖健康问题、改善医疗卫生条件是急需解决的难题。

宋焱鑫等（2006）调查发现，城乡中老年人健康状况较差，就医较困难，就医意识淡薄，中老年男子健康和生活质量急需提高。本研究揭示，少数民族老年人的身体健康状况不容乐观，同时我们也看到少数民族老年人、特别是农村地区，进行生殖健康检查都依赖于计划生育部门组织的免费检查，这些服务均针对已婚育龄妇女，而老年妇女和男性群体都不在该范围。随着中国人口老龄化日益加重，身体健康状况下降影响老年人生活质量的作用更显突出，特别在经济不发达的少数民族农村地区，青壮年外出打工，老年人还是留守家庭的主要劳动力，他们的身体健康状况直接与整个家庭经济和留守儿童成长密切相关。且随着寿命的延长，老年人生殖健康问题和需求也相应增多，扩大生殖健康服务人群、增加服务内容、重视老年人生殖健康，已成为刻不容缓、建设和谐社会的重要内容。本研究也揭示了少数民族老年人对计划生育部门有着扩大服务范围、增加服务项目的要求。

研究提示在各少数民族地区，重视中老年人的健康问题及生殖健康知识的普及要研究少数民族民俗民风，采取包含独特民族元素、形式多样的宣传形式，使生殖健康宣传教育内容易于被中老年群众接受，从而改变他们的不良生殖健康观念和生活方式，提高少数民族群体的生殖健康水平。

五、少数民族民俗民风与性健康

性爱与生育能力联系着人类的繁衍和发展，人是性爱的产物，生来就具有性的差别和性的要求，且要保持终身。性文化是一个涉及以人类的性生理本能为生物基础、经过诸多社会性规定而构架起来的文化框架，每个民族的文化都有同“性”密切相关的内容。贵州作为一个少数民族的聚居省份，这里山峦叠障、少数民族种类繁多，古往今来，受居住地地理条件险恶、生存环境不利的客观条件限制，各少数民族人民为多生育健康后代、维系自身发展，非常重视性文化的时代传承，把弥足珍贵的性爱经验揉进音乐、舞蹈、雕塑、绘画、诗词、戏曲、小说等民间文艺中，在民族内广为宣扬。宗教信仰中的性爱敬畏规范着人们的性行为，生产生活中的性爱禁忌约束稳定了社会秩序。

少数民族的传统性文化渗透在民族中口传的民间文学中，突出以朴素意识着力渲染“雌雄相配”的性爱观念，极力颂扬“异性相吸”的性爱主题，反映着性的巨大创造力和人类对性的初步认识。如土家族流传的关于人与白虎相配繁衍的神化传说、苗族的《开亲歌》、布依族的情歌、侗族的民俗歌等，这些饱含着质朴性爱主题的故事、歌曲，其中的性描绘、主人公的性别角色及其表现特征等，从幼儿时期即对孩子开始了性教育，对其成人后形成的性别认知和性角色具有重大影响。情歌、习俗歌中热情颂扬的“异性相吸”、对性交的心理和认识和婚姻道德规范，使每个民族的年轻人在歌的海洋中培育“性趣”、规范性行为和得到生殖教育，表达追求“性福”的决心。这些“不识字的小说家的作品”源远流长、枝繁叶茂、浩如烟海，是世代侗族青年爱情婚姻道德的“教科书”。调查中，苗族、布依族、侗族、仡佬族以及水族青年都告诉我们，他们通过对歌得到许多性知识。

同样，少数民族的青年男女也在庆祝其节日的活动和宗教信仰中得到生育礼仪的传承，少数民族的节庆活动和宗教信仰中，较多内容涉及人们的性行为规范和性教育的内涵。少数民族的庆典祭祀活动中会有表现“性”主题的舞蹈，青年男女纵情在充满性意味的舞蹈里，得到生育礼仪的传授。少数民族的宗教信仰形式多样，不论宗教祭祀、宗教习俗还是宗教戒律，都有大量触及性爱伦理和准则的内容，并表现出对男女性爱的尊崇和敬畏。不少的青年调查对象告诉我们的调查员，他们如果不外出打工，都会很热衷地参加乡里各种节日庆典，但宗教活动参加不多，只是本族、本家对祖宗的祭祀活动是一定要参加的。

少数民族习俗是少数民族文化的积淀和表现，性爱禁忌是其中不可或缺的内容，对于保证在恶劣的生存环境中生产活动正常进行、民族的生存繁衍起着积极作用。如苗族农忙季节、狩猎期间实行禁欲的习俗由来已久。苗族和布依族对象告诉我们：他们忌讳外来客人夫妇在主人家同宿，包括自家女儿女婿，认为那样不吉利。侗族习俗同样如此。在三都县调查时，水族的长者就告诉我们，他们水族要求：年轻夫妇不能在长辈的众目睽睽下絮语，已婚男子只能在内室外铺设床位，丈夫若想与妻子过性生活，需待夜深人静悄悄进妻子的卧室与其同房，之后要悄悄回到自己的床上睡觉。少数民族中如发现谁大白天过性生活，必将成为众人耻笑的对象。

有的地方的苗族还规定，如在他人家发生性行为，行为人要买扫邪猪，并罚款 120 元。这些性爱禁忌是少数民族为了社会和谐稳定、为了渔猎农耕有意识克制自身欲望和约束自己的言行，是对性爱活动既是快乐源泉也是冲突源泉这一必然规律的初步认识。在青年男女婚恋交往中，各少数民族有着形形色色的性爱准则。苗族、布依族和水族都有以男女青年择偶为主要目的的自由社交活动，如苗族的“跳花”、布依族的“赶表”、水族的“卯节”，在这些活动中，青年男女通过集体或单独，公开或悄悄地以歌传情、以歌会友，双方情投意合后单独叙谈，有的还交换定情之物。在此过程中也存在异性交往行为的基本准则。如男女青年只有经过成年礼仪后才能参加这些社交活动，要求活动中男女相互间必须保持一定距离，且活动场所要在路边或田坝等向阳之处，在交往期间未婚男女忌讳在家里发生性关系，如侗族习俗明确规定未婚男女发生性关系须在野外。

青年男女结婚后的短时期一般都不允许同房，布依族青年男女在结婚当晚不能同房而居，水族青年在新婚之夜，新娘由伴娘陪同到天亮即回门娘家，待新娘小住几日回到夫家后，新婚夫妇才开始正式同房过夫妻生活。苗族的新娘第二天即回娘家居住，直至怀孕后才落户夫家与丈夫长期共居。从优生优育角度看，新婚之夜禁止夫妻同床共枕，避免了双方在精力不佳的情况下“着喜床”，紧接着一段时间的隔离，对于双方迅速恢复精力大有好处，利于生育健康后代。这种一定期限内性爱与婚姻暂时分离的社会规定，是少数民族为提高生育质量，以抵御各种自然灾害、饥荒、疾病等对生命的威胁，理性地对夫妻间性爱行为作出的对生育子女有利的约定。但少数民族婚前交往的自由，尤其男性婚前性行为的开放习俗也使被调查的未婚对象未婚性行为的发生率较高。

少数民族多姿多彩的民俗民风中所饱含的性爱观念和性爱约束，通过宗教信仰、神话古歌、婚育习俗和祖训规约等多种途径对本民族群众进行性文化的教育、性行为的约束，以达到人口繁衍、发展民族、保障家庭和谐、规范民族社会秩序的目的。丰富多彩、多维立体的少数民族性爱伦理传统，构建了身在其中个体的意识形态到生活范式，影响着少数民族群众的生殖健康状况，对其深入了解并以现实眼光审视，发扬其健康向上的一面，摒弃落后的一面，为干预少数民族生殖健康提供科学依据，是提高少数民族生殖健康水平和构建社会主义和谐社会的必然要求。

第二十章　计划生育技术服务人员调查结果

对 5 个试验点的计划生育技术服务机构医务人员进行了半开放式问卷调查（附件 11），结果如下。

一、一般情况

每个调查县调查5名计划生育技术服务人员，共计 25 名。平均年龄 34.76+7.89 岁（22～48 岁），其中男性 6 名（24.0%），女性 19 名（76.0%）。调查对象均在县级计划生育技术服务站工作，其他情况见表 4.54。

二、生殖健康优质服务开展情况

受访的技术服务人员近三个月内向服务对象提供过生殖健康咨询服务的占84.0%，其中 76.2% 有咨询服务记录。少数没有作记录的是由于抓不住重点或不是医生/护士，只是化验员/药剂师等。接受调查的技术服务人员去年一年到基层提供生殖健康技术服务平均19次（0～132 次），47.6% 服务次数在 10 次以上。到最远的村距其工作地点距离 59 千米（1～140 千米），每次在基层提供技术服务平均约 2 天（1～4天）。

调查对象评价其所在服务机构提供的服务时（附件 7），25.0% 认为能满足当地群众对生殖健康的基本需求，54.2% 认为仅

表 4.54　计划生育技术服务人员基本情况

	例数	百分比（%）
教育程度		
初中	2	8.0
高中	5	20.0
大专及以上	18	72.0
职称		
无	14	56.0
初级	7	18.0
中级	4	16.0
上岗证		
无	1	4.0
有	24	96.0
岗位		
护士	4	16.0
医生	17	68.0
其他	4	16.0

基本满足，而 20.8% 觉得不太能满足。96.0% 的受访计划生育技术服务人员表示会为前来主动寻求计划生育服务的未婚青年提供帮助。

4.76% 的接受调查技术服务人员认为，自 2000 年开展生殖健康优质服务项目活动以来，服务机构无变化。而 95.24% 的认为，服务机构建设、服务效果都有很大改善，计划生育技术服务站自开展生殖健康优质服务项目以来，工作环境和医疗设施得到政府大力投入，技术人员提高了服务能力和改变了服务观念，机构的服务领域大为拓宽、服务质量逐渐提高。群众生育观念转变明显，对生殖健康技术服务从刚开始的不接受到现在受欢迎，广大妇女开始注重自己的身体健康，妇科发病率有所下降。

100% 的受调查对象都认为，所在服务机构有足够多的避孕方法供对象选择。69.23% 受访计划生育技术服务人员对他们所服务的对象的避孕节育知情选择能力给予肯定答复，认为广大的群众具有自主选择避孕节育措施的能力。而 30.77% 认为，服务对象文化程度低，受少数民族落后民俗约束，加之政府相关部门避孕节育知识宣传力度不够、形式不合适，故少数民族地区群众的避孕节育知识水平较低，不具备避孕节育知情选择的能力。

但同时，普遍的计生干部和医务人员认为，因为受到国家人口政策的影响，当地的避孕方法知情选择的工作开展得并不好，这其中，流动人口是最难管理的一个群体。流动人口年龄上呈现年轻化，都处于性生活和生育的旺盛期，却是生殖健康宣传教育和服务的盲区。另外，有技术服务人员反映，有些基层计生干部还抱着旧的工作作风不放，图自己工作方便，干扰他们对群众进行避孕节育措施的知情选择服务。“他们好像希望所有的育龄妇女都结扎了，省事”。这在对计生干部的访谈时也发现有这种现象，因此，应该加大对基层计生干部国家生殖健康、计划生育相关政策的培训学习和职业道德教育。

三、生殖健康优质服务技术继续再教育情况

60% 受访技术服务人员表示，其技术服务规范学习形式以单位集体学习讨论为主，24% 主要以外出专门培训获得技术服务的知识，而只有 16% 的对象表示以个人自学规范技术服务标准为主。绝大部分调查对象都参加过单位组织的生殖健康优质服务技术培训班（88.0%），平均培训次数 2.73 次（1～10次），培训天数 26 天（3～188天），68.2% 认为培训对个人业务水平提高很有效，27.3% 认为仅有些帮助，还有 4.5% 评价帮助不大。

调查对象自感目前避孕节育的方法种类增多，且服务对象的要求不断提高，自己知识结构不能满足当前工作模式的改变，而技术培训和外出学习机会太少，受访的每一位服务站医务人员都希望接受医疗技术方面的培训，进一步得到有关避孕节育服务的知识和技术培训，了解更多的诸如男性避孕药具、皮下埋药等的避孕方法，了解并学会使用更多更先进的医疗设备，如果有可能，医务人员希望学到更多国外先进的避孕知识，以便向群众提供更好的生殖健康优质服务。除此之外，对象也反映医务人员也急需电脑知识的培训。

四、对避孕节育措施使用现状的看法

对于“目前主要是妇女承担避孕的任务”现象，大部分接受调查者表示“不公平”，避孕节育不应只是妇女的事，男性也要共同参与，才能提高全民生殖健康水平。调查对象分析存在该现象的原因在于三方面，原因之一，当前男性避孕方法单一，仅限于避孕套和男扎，不像女性避孕节育法种类多，限制了男性参与。其次，群众的思想受文化、民俗民风影响，有“生育是女人的责任，避孕也是妇女的事”的思想和父权意识，故男性不愿参与。同时在农村，男性是家中主要劳动力，担心采用男扎后要影响身体，以上三方面原因造成了此现象。在讨论分析目前贵州省男性避孕套使用率很低的原因时，受访对象多认为，原因是避孕套使用麻烦、有效率低、降低了性快感，有部分调查者认为经济落后、交通不便，群众的思想观念尚未完全转变，还存在“避孕是妇女分内事”的思想，男性不愿使用男性避孕套，降低了避孕套的使用率。此外，仍沿用的“一孩上环，二孩结扎”的计划生育政策，亦是其原因之一。

五、对生殖健康优质服务工作的建议

受调查的技术服务人员对政府开展好生殖健康优质服务提出了建议，加大资金、人力投入，以改善服务场所条件和提高服务质量。多方合作、多种形式加强经常性的生殖健康知识宣传工作，转变群众生殖健康观念和提高其生殖健康意识，同时合理整合计卫资源，适当改善技术服务人员的经济、政治待遇，采取措施确保计划生育系统技术服务队伍的相对稳定性，确实提高技术服务人员的服务技能，充分调动其工作积极性。在医院门诊应拓宽服务范围，对外开放生殖健康优质服务门诊，政府给予一定优惠政策，确保群众能获得方便、快捷和高水平的生殖健康服务。

总之，绝大部分受访医务人员都向群众提供过生殖健康咨询服务的，而且去年一年平均 19 次到基层提供生殖健康技术服务，但只有 1/3 的对象认为所在服务机构能满足当地群众对生殖健康的基本需求。96.0% 的受访计划生育技术服务人员表示会为前来主动寻求计划生育服务的未婚青年提供帮助。

95% 以上的对象表示，自 2000 年开展生殖健康优质服务项目活动以来，服务机构建设、服务效果都有很大改善。所有受调查对象都认为，所在服务机构有足够的避孕方法供对象选择。虽然 69.23% 的受访计划生育技术服务人员对他们所服务的对象的避孕节育知情选择能力给予肯定答复，但三成对象还是持反对意见，认为有些少数民族没有这个能力，尤其是女性。医务人员普遍认为，当地的避孕方法知情选择的工作开展得并不好，特别是流动人口的生殖健康管理是难中之难。另外，一些基层计生干部干扰避孕节育措施知情选择服务的现象也不容忽视。

所有受访的医务人员都希望接受医疗技术方面的培训，进一步得到有关避孕节育服务的知识和技术培训，

对于“目前主要是妇女承担避孕的任务”现象，大部分接受调查者表示“不公平”，认为原因在于当前男性避孕方法单一；群众的思想受文化、民俗民风影响，以及男性是家中的主要劳动力，担心采用男扎后会影响男性身体，从而影响家中作为主要劳动力的作用。还认为避孕套使用麻烦、有效率低、降低了性快感。

同时受调查的技术服务人员对政府开展好生殖健康优质服务也提出自己的建议，如加大资金、人力投入，以改善服务场所条件和提高服务质量；多方合作、多种形式加强经常性的生殖健康知识宣传工作；合理整合计卫资源；适当改善技术服务人员的待遇等。

第二十一章　对计划生育管理干部深入访谈结果

分别从五个项目县人口计划生育局简单随机地抽取5名计划生育管理干部，共计25名。通过22项调查大纲对每一位对象进行面对面的深入访谈（见附件12），所有对象都乐于接受访谈，对调查给予了积极配合。

一、对生殖健康/计划生育优质服务了解与看法

贵州省自2000年开展避孕方法知情选择项目至今已有8个年头了，实际开展的情况怎样，也是这次调查希望能获得的信息，当问被调查的计生干部“到目前为止，您县共有多少乡镇开展了避孕方法的知情选择”时，17名（68%）被调查的计生干部反映他们县所有的行政村已能够提供基本的生殖健康/计划生育服务，其他的认为只有部分行政村有这种能力。有3个对象甚至认为没有一个行政村有能力提供这些服务。这当然需要进一步调查核实，也许认识判断的标准不一样，但也反映基层医疗卫生发展的不平衡。如果果真如此，相关部门领导应该问责，为什么至今都不开展此项服务？优质服务知情选择是计划生育的重要组成部分，而咨询服务又是避孕节育知情选择的一个重要方面。通过咨询，计划生育服务提供者

可以了解服务对象的身体状况和需要，提供个性化的、针对性强的指导和建议，帮助他们做出正确的选择。优质服务知情选择，也标志着我国计生工作性质由政策指令性向公众服务性质转变，是我国转变计划生育工作作风和党中央提倡的以人为本、以服务为主、以人民群众的利益为首的新的工作作风的一个重要体现。

受访计生干部对生殖健康/计划生育优质服务的认识多停留于表面的肤浅认识，而且大多数都认为“优质服务知情选择”是很好的政策，认同政策所涉及的内容，但认为现在推广知情选择是不能完全做到的，完全自由的知情选择不利于计划生育的控制，如果不能很好地引导，计划生育工作难以开展，只能是依照国家的计划生育法，在遵循国策的基础上，多作育龄妇女的思想工作，辅以行政干预，与育龄妇女建立生育合同，由其自行选择是上环还是结扎，对于符合二孩生育条件、在生育间隔期以内的妇女，推荐使用各种避孕方法，并进行孕情跟踪，以实现更好的优质服务。

对于本地区的政策贯彻与执行能力，都表示了不同程度的怀疑。有些计生干部希望避孕方法是长效的，省事，便于计生工作的管理。访谈对象普遍表示，在贵州这个地方，“优质服务知情选择”不能正常开展的原因是社会经济的发展还跟不上。在传统生育观念的影响下，越穷越生、越生越穷的人群依然存在。政策压力被视为是影响“优质服务，知情选择”顺利贯彻下去的主要因素。“口号”虽然不喊了，但在实际工作中首先考虑的还是各项政策。在社会保障没有健全的前提下，在落后地区男子仍然在家庭养老中起着至关重要的作用。他们认为在此情况下开展知情选择是不现实的，势必引起超生，破坏当地计划生育的业绩。通过访谈感觉受访的计生干部对于国家“优质服务知情选择”的政策和内容掌握不够，还未完全摆脱旧的工作作风，计生工作思路依然较陈旧，考虑自己的业绩和工作方便过多，没有真正作到以群众的利益为重。

二、生殖健康/计划生育宣传教育工作的开展

2000 年以来，调查县都开展了青春期卫生、性病及艾滋病防治宣传教育活动，活动形式有集市宣传、校园宣讲、自愿者入户宣讲、人口学校培训宣传等，青春期卫生宣传教育活动内容包括性教育、青春期生理卫生常识和避孕节育知识等。每个调查县的人口学校都配备了多媒体工具，以丰富生殖健康宣传教育形式。

受访的计生干部说他们是通过向来访夫妇口授、人口学校，平时上街或是民族节日时期发各种宣传册来推广计划生育的相关政策。有的反映，现在我们除宣传女性的生殖健康保健外，还介绍男性生殖健康的相关知识。省计生委及地区计生部门每年印制的各种计生宣传资料，放置在可见的、可取的地方或是以公告、匾幅的形式张贴在计生部门各单位。避孕药剂在各乡镇计生站可以免费领取，而在村计生站领取避孕药剂的较少。

但计划生育管理干部对本县开展的计划生育工作情况了解程度不一，例如了解当地人口学校开展宣传教育工作的情况和避孕方法知情选择等工作开展情况时，有个别计生干部不能给出任何回答。

宣传教育的形式也较传统，缺少新颖性、娱乐性和民族元素，难怪在对少数民族对象的基础调查时发现有相当高比例的人，拿到宣传册也不看。不应该将宣传教育流于形式，一次宣传活动后，应收集反馈意见，了解是否真正达到活动的初衷，总结经验，有利于进一步开展工作，降低成本，提高效率。

三、增加向少数民族群众提供生殖健康服务的能力

少数民族群众的生殖健康水平的提高，依赖于多部门联合和采取形式多样的宣教形式进行生殖健康教育，而计划生育部门由于工作特点，最为亲密联系、深入少数民族群众，故在生殖健康的宣教活动中起着非常重要的作用。而在调查中发现，计划生育管理干部因欠缺生殖道感染和性方面的科学知识、思想上仍深受“沉默的文化”禁锢，在宣教活动中大部分仅局限于向少数民族群众宣传避孕节育知识，而很少涉及其他两方面的知识。他们自己也反映急需掌握宣传技巧，希望得到系统的生殖道感染、性知识、未婚青少年性健康教育、未成年人和老年人的生殖健康知识等方面的培训，以能更好胜任生殖健康优质服务的要求。

在松桃县调查的5位计生干部都明确表示，他们渴望得到进一步的、系统的避孕节育知识和技能培训，以便适应社会发展和基础工作的需要，提高自身的技术水平，更好地为少数民族育龄妇女服务，干部甲认为：“我在日常工作中，有时候感觉自己知识水平有限，社会变化太快，担心跟不上社会发展的趋势，只要是知识和技能培训，上级安排的我都会去参加，比如有什么新的药具出现，需要学习，我绝对会第一个报名参加。”当问到“您在日常的工作中向育龄夫妇宣传避孕节育知识吗？如果没有，为什么？”时，还是有3个计生干部（12%）表示没有，其原因是怕自己水平不够、不好意思和群众不接受。但有一个计生干部认为：知识培训对他们的行政工作没什么帮助，所以并不需要太多的培训，4个计生干部也认为，他们的知识已够日常工作所用，对培训不感兴趣。

总的来说，感觉自己知识水平不够，需要培训的计生干部占多

数，而且都是要求技能、业务知识的培训，没有一个要求政策水平培训的。但笔者认为，对于广大基层计生干部进行系统的、规范的和正确的相关政策培训，加强领会党中央的精神，以便正确地执行中央政策是很有必要的。

四、计生和卫生资源利用情况

调查也发现，调查点的所有乡镇一级的服务机构提供的技术服务都以计划生育系统为主，但实际上在一些条件较好的地方，已经打破了这种传统的模式，而是以计生、卫生系统并重，以计卫合并的方式向群众提供各种服务。访谈中大部分计生干部都赞成计卫合并，他们说："计卫合并能有效运用卫生资源，达到资源共享，更好地减少资源的浪费，实现资源利用的最大化，也方便老百姓看病。"一个计生干部说："两个部门应该合并，因为，在技术及医疗方面可以相互学习，取长补短。"另一个计生干部明确表示，如果两个部门合并，希望有一个干部专职管理流动人口的计划生育管理。有的计生干部表示：计生部门福利待遇低。他们通过切身事例表达对待遇差异的不解和不满，并且认为这一差异会影响到计生队伍的培养和计生工作日后的发展。尽管对于自身工作热情并不会造成影响，但访谈对象通过自己的心声表达对计生工作前景的担心，并认为待遇的差距是导致后继人才无法及时跟上的主要原因。他们认为计卫合并有利于改善其福利待遇。一个计生干部认为：合并有利有弊，利在于可以运用卫生部门的技术力量，而用计生部门的医疗设备及器械，取长补短；弊在于工作牵涉面太大，杂乱无章，合并后无法保障计生手术的免费环境，因为卫生部门是营利性质的机构。因此，要合并也是独立的各做各的工作，仅是表面上合在一起。

进入 21 世纪后，国家对计生工作的重视程度加强，并正在由单纯控制人口数量向促进人口全面发展转变，在财力上向人口计生工作倾斜。因此，在新时期人口和计生工作的硬件设施和工作条件上，较之从前已经有了很大改善。然而，调查时发现，国家有限的财力的管理并不尽如人意。比如，很多设备计生和卫生系统可以共用，不必重复购进，但由于分属不同部门，导致资源重复而不能充分利用，无形中造成对资源的浪费。访谈时有些计生干部也反映，国家对很多短效避孕药具采取免费发放，但在农村地区，绝大部分育龄群众已经采取了长效避孕措施，不需要大量短效避孕药具。大部分访谈对象也表示，贵州省总体避孕套使用率偏低，大量免费的避孕套囤积。国家有限财力不能充分利用，造成资源浪费。

所有调查县都建立了计算机管理信息系统，发挥了按月提供服务对象的名单和服务内容、自动生成统计表的作用，能为领导的决策提供依据和参考。但在使用过程中，调查对象普遍反映现用信息管理网络运行过程存在性能不稳定、功能不完善、系统维护困难、安装过于复杂，信息管理系统操作人员素质偏低，信息更新慢、欠完整。软件和硬件的缺陷导致基层群众的生殖健康信息不能很好完整及时上传。

计生干部都赞成计生和卫生合并，以便合理而有效地利用资源。避孕药具的合理配置和计生干部福利待遇较低的情况，也应该引起有关部门的重视，为全面掌握贵州省全省人口和计划生育工作开展的动态变化过程，及时为政府决策部门制定相关政策提供科学依据，应升级完善信息管理软件，加强培训网络操作工作人员。

五、出生缺陷干预工程开展状况

出生人口素质是人口素质的基础，提高出生人口素质的首要任务是预防出生缺陷。贵州省出生人口素质偏低，根据省人口计生委 2000 年出生人口缺陷基线调查，全省出生缺陷总发生率为 18.99‰（全国出生缺陷总发生率为 13.01‰），严重出生缺陷发生率6.08‰，每年实际出生缺陷人口约 2.28 万人（明显高于全国平均水平）。据不完全统计，截至 2007 年，因出生缺陷致残的约 64 万人，不仅直接导致数十万家庭的生产生活困难，而且成为增加人口数量一大因素（出生缺陷的家庭政策允许再生一孩），更为严重的是，影响了未来贵州省发展竞争能力的形成。为了统筹解决人口问题，提高贵州省出生人口素质，2003 年，贵州省人口计划生育委员会下发了《关于印发<关于全省重点干预神经管畸形提高出生人口素质实施方案>的通知》，开始在全省全面实施出生缺陷干预工程。2004 年 3 月，省计生委设立出生缺陷干预处。“十五”期间以农村少数民族地区为重点，以预防严重和高发的先天性疾病为突破口，实施高危筛查、疾病检测和预防治疗等出生缺陷技术干预，在降低少数民族群众的生育风险方面取得了一定成效。2006 年，《“十一五”实施出生缺陷干预提高出生人口素质专项规划》出台，明确“十一五”期间实施出生缺陷干预、提高出生人口素质的目标任务。

在省政府、省人口计生委的高度重视下，全省各地人口计生局从 2000 年陆续开展出生缺陷干预工程，镇宁、三都、玉屏、务川和松桃等五个调查县人口计生局于 2002 ~ 2004 年开始进行出生缺陷干预工作，探索建立“以党政责任目标作保证，落实专项财政投入经费，群众普遍参与，全面推进出生缺陷干预”的工作模式。通过以下具体措施保证出生缺陷干预工作有组织、有规划、有人员、有经费、有工作程序、有责任目标地有序开展。

（一）制定出台出生缺陷干预项目具体实施方案

五个调查县的人口计生局认真学习省计生委《关于印发<关于全省重点干预神经管畸形提高出生人口素质实施方案>的通知》《“十一五”实施出生缺陷干预提高出生人口素质专项规划》，按照通知要求，结合当地人口计生网络软硬件状况和生殖健康工作开展情况，制定县出生缺陷干预项目具体实施方案，确保了出生缺陷干预工程扎实稳步推进。

（二）政策/政府行为干预

自开始实施出生缺陷干预工程，各县即建立出生缺陷干预技术协调指导小组，并把出生缺陷干预工作量化后纳入乡（镇）计生综合考核。出生缺陷干预技术协调指导小组由分管县长、县人口计生局局长任组长和副组长，负责指导本地区优生优育宣传教育、出生缺陷干预、缺陷儿病例鉴别诊断等工作。计生局设置科技股，专门负责出生缺陷工作的调查和数据收集。

（三）建立长期稳定的财政投入保障机制

县政府保证开展出生缺陷干预工程的资金投入，每年投入10万元以上的专项经费，用于人才培训、设备更新及免费技术干预。

（四）加强出生缺陷干预能力建设

在县计生服务站建立优生实验室，配备1名以上专职优生遗传技术服务人员，各乡镇一名兼职科技人员具体负责抓出生缺陷干预工作。地、县两级每年对技术服务人员和管理人员进行出生缺陷干预专题培训2次以上，提高人口计生技术网络的出生缺陷干预技术能力。

（五）普及优生科学知识，提高群众优生优育意识

县计生局每年组织对已婚育龄妇女进行优生优育、生殖健康等方面的培训，采取赶场天集中宣传，发放宣传画、宣传小册子、张贴宣传标语等形式，向全体成年人开展预防出生缺陷宣传教育和优生科学知识普及活动，实施健康促进，推进社会行为干预，提高公众的出生人口质量意识。

目前五个调查县出生缺陷干预工程具体开展项目有：开展遗传咨询，为准备生育的咨询对象提供遗传优生指导的服务工作；增补营养素，预防出生缺陷，向符合政策生育的妇女免费发放叶酸片及复合营养素；开展高危筛查，向计划怀孕妇女提供 TORCH 筛查；对怀孕妇女开展全程保健技术服务，开展孕龄 12 周以上的 B 超监测、产后探视和新生儿疾病筛查等项目，建立和完善出生人口动态监测档案和出生缺陷病例登记制度，对常见多发缺陷病筛查统计。至 2008 年，各地优生实验室监测覆盖了县 10% 左右的村，出生人口干预率达 80%，优生优育宣传品入户率在 70% 以上。出生缺陷发生率逐步有所下降，常住人口出生缺陷发生率从 2004 年的 2‰ 左右下降到 2008 年的 0.8‰ 左右。基层干部对这项工作的认识得到提高，群众参与的积极性有所增强，优生意识逐渐深入人心，接受技术干预、药物干预和宣传培训的人数逐年增多。

但是，计生干部也反映，出生缺陷干预工程在少数民族地区实施的几年，工作中也遇到不少困难。首先，刚开展这项工作的时候，有很多缺乏优生科学知识的群众不能接受，领了药不吃，或者不按要求吃，有个别育龄妇女流产，说是吃了叶酸片造成的，特别

是一些对计划生育工作抱有成见的群众甚至说，给他们吃叶酸是为了让他们生女孩。经过这些年各种媒体的生殖健康宣传教育，随着少数民族群众的优生优育意识提高，对出生缺陷干预的接受性也相应改善，已普遍接受服用叶酸片用于预防神经管畸形，并能自觉按规定进行服用。被访的干部表示，以后还要通过学校、电视、广播等途径加大优生优育科学知识宣传、培训力度，让广大育龄群众能充分认识到出生缺陷干预的重要性，主动积极参与。其次，他们也感到，人口计生系统技术专业队伍业务素质不高，优生实验室设备跟不上优生优育新技术发展，出生缺陷干预手段单一，绝大部分出生缺陷干预仅限于计生优生实验室检查血型、TORCH 筛查，临床治疗跟不上。

出生缺陷干预是一项社会系统工程，它涉及人口计生、卫生、科技、环境保护、民政、宣传和教育等多个部门，由于社会体制障碍导致了协调机制不健全，出生缺陷干预工作的效果欠佳；此外，出生缺陷干预工程靠政府全额拨款，少数民族地区经济落后的现状使政府买单吃力，限制了该项工作的发展。而少数民族群众的低收入和优生优育意识匮乏，现阶段更不可能让群众主动掏钱参与。政府如能将出生缺陷干预实验室诊断及药物纳入基本卫生医疗保险，可减轻国家财政负担、扩大出生缺陷干预覆盖人群，还有利于协调整合计生、卫生医疗资源，提高干预效果。

“十二五”期间，为在少数民族地区更好地实施出生缺陷干预、提高出生人口素质，要全面系统实施出生缺陷宣传教育/社会行为干预、政策/政府行为干预、营养素干预和生物技术干预。在宣传教育中，挖掘少数民族传统性文化的优生优育教育内涵，宣传教育途径、内容中加入各地少数民族文化特色，以利于群众的接受。加深体制改革，促进部门协调合作，只有社会多部门参与才能有效提高少数民族群众的出生人口素质。

六、对目前当地生殖健康/计划生育工作的认识

计划生育工作可谓天下第一难事。在谈到“目前的计划生育工作与过去的最大区别”时，群众思想观念的改变是计生干部谈到的最大区别。计划生育工作更注重以人为本，尊重百姓，群众理解满意度高，能够比较积极地配合干部。不愿意多生育的人增加，农民守法意识提高了，“大部分都理解计划生育政策是国策，生了一孩、二孩之后，主动到服务站询问避孕方法，查B超，超生之后主动上缴社会抚养费”，“城镇人主动遵守国家政策，而农村的人也比较愿意听宣传、配合计生工作”。“农村姑娘都出来了，打工、读书，父母也跟着到县里来住，所以他（农民）宁愿生一个好的，也不愿怀几个差的”，“农民现在都是高兴来，满意走”。计生部门和育龄妇女间的交流逐渐形成了一个互动，一个计生干部说：“我们县育龄妇女人人建卡，包括生殖健康保健卡、孕情服务卡等。”

同时，有些计生干部指出，技术环境也有了较大改进，并且宣传教育的力度也比以前大大加强了。调查中，计生干部也反映，当前计划生育工作的转变得到突出体现，从政策约束转向利益导向、行政高压转为村居民自治，人口和计划生育工作中心内容从过去的主抓计划生育手术、处罚多生，变为现在的向群众提供以人为本的生殖健康优质服务、奖励少生，奖励扶助政策逐步得到及时落实，干群关系得到极大改善。但计生干部也表示，在工作转变期间也存在一些问题，如计划生育技术服务人员能力不能很好胜任目前工作

需要，开展工作所需资金和人力缺口较大，计划生育部门从行政管理到技术服务的职能转变还未全部符合政策需要等；此外，计生干部也抱怨“人口计生考核过于繁杂、工作压力大、工作指标不明确、任务指标不切实际”。

七、生殖健康/计划生育工作的评价

在谈及评价计划生育工作的标准时，有的计生干部提出了以“人口出生率、人口素质和群众满意度的高低”来作为评估标准。建议不定期、不通知突击检查。认为掌握当地人口出生率、符合政策生育率，调查计划生育部门依法行政和有关的政策措施落实情况，深入了解群众生育观念的转变情况和满意度，才能综合评价计划生育工作开展得好坏。有的计生干部认为，符合政策指标，群众与工作人员的配合程度是衡量一个地区计划生育工作好坏的标准。其次，有的是以群众的满意度来衡量的。

受访问的计生干部普遍认为，可通过以下指标来评估基层计划生育工作：①优质服务技术开展情况，计生工作落实情况，两性的生育意愿是否得到改善；②干群关系好坏，人民群众是否参与计生工作管理，参与程度怎样；③人民群众对计生工作的满意度；④该县人口素质是否得到提高，对出生缺陷干预程度，对育龄妇女的妇科病普查情况；⑤计生资源是否得到合理利用和配置。

综上所述，面对面深入访谈发现，基层的计划生育管理干部对国家“生殖健康/计划生育优质服务，知情选择”的政策是普遍认同和赞同的，但同时又认为由于各种因素的影响，现在全面推广知情选择是不太可能的。大多数计生干部对国家“优质服务知情选择”的政策和内容掌握不够，还未完全摆脱旧的工作作风。

调查点都时常开展生殖健康/计划生育知识的宣传，虽然增加了一些有关青春期卫生、性病及艾滋病防治和男性生殖健康知识的内容，但宣传教育的形式还是较传统的，缺少新颖性、灵活性和娱乐性。

总的来说，感觉自己知识水平不够，需要培训的计生干部占多数，而且都是要求技能、业务知识的培训，没有一个要求政策水平培训的。但笔者认为，对于广大基层计生干部进行系统的、规范的和正确的相关政策培训，加强领会党中央的精神，以便正确地执行中央政策是很有必要的。

受访的计生干部都赞成计生和卫生合并，以便合理、有效地利用资源。他们也反映，目前我省避孕药具的不合理配置，造成了不必要的浪费。此外，有不少对象反映计生干部福利待遇较低，信息管理网络运行和管理不完善，信息管理系统操作人员素质偏低。

基层计生干部认为，目前的计划生育工作与过去的最大区别是，目前的计划生育工作更注重以人为本，尊重百姓，群众理解满意度高，从处罚多生变为现在的向群众提供以人为本的生殖健康优质服务、奖励少生，采用奖励扶助政策，干群关系得到极大改善。但也反映计生考核过于繁杂、工作压力大、工作指标不明确、任务指标不切实际。

大多数计生干部主张以下面的内容来评估生殖健康/计划生育工作：①优质服务技术开展情况；②干群关系好坏；③人民群众对计生工作的满意度；④人口素质是否得到提高；⑤计生资源是否得到合理利用和配置。

第五篇

结论与建议

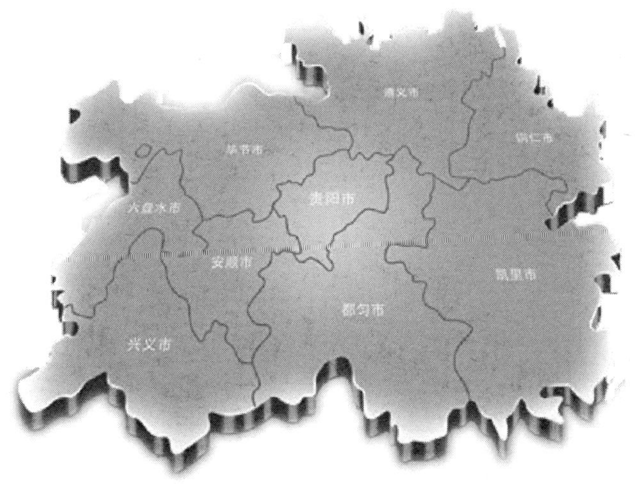

第二十二章 结　论

本课题研究，通过向 2000 名苗族、侗族、布依族、仡佬族和水族进行封闭式问卷调查，对 25 名计划生育技术服务人员进行半开放式问卷调查和 25 名人口计生干部的深入访谈，获得以下结论。

（1）少数民族对象受教育程度普遍不高，以初中居多，妇女的文盲率高于男性，水族文盲率最高，侗族最低。少数民族的婚姻较稳定，绝大多数对象的配偶为同族。大部分对象的月收入在 500 元以内，经济状况普遍较差。

（2）平均妊娠次数为 3.1 次，但年轻的大多为 1 ~ 2 次妊娠。在家分娩率较高（44.3%），产前检查率不高。

（3）独生子女户和双女结扎户领到了计生养老金的比例不高。

（4）目前采用得最多的避孕方法是女性绝育，其次为宫内节育器和男性绝育，避孕套和口服避孕药的使用率都很低。认为最有效和副作用最小的避孕方法是女性绝育术。计生政策的要求、避孕方法的效果、医生的推荐和副作用是影响对象应用目前的避孕方法的主要原因；更先进的避孕方法、使用期已满、副作用和避孕失败等导致对象换用目前的避孕方法。绝大多数对象以人工流产结束因避孕失败导致的妊娠。计划生育避孕知识的掌握程度普遍不高。

（5）对象自我保健意识不强，只有少数人进行每年一次的体格检查，性病检测率也很低，每年接受生殖健康检查的女性远远多于男性，大多数（75.9%）少数民族妇女从未做过乳房自我检查。生殖系统患病率以水族最低，仡佬族最高，城市组的患病率高于农村组，且随对象受教育程度、家庭年收入的增加而显著升高。经济窘迫、害羞和“沉默的文化”，是导致少数民族，尤其女性有生殖系统不适不去看医生的主要原因。

（6）男性少数民族对象对于性病、性病传播知识和艾滋病的知晓率的了解程度比女性高。虽然大部分（60.3%）对象获得过有关生殖健康/计划生育的宣传品，只有 27.7% 的对象全部阅读了宣传品。

（7）大部分（65.7%）自认其性生活是和谐的。

（8）男性与女性对象的生育意愿相近，两个小孩最理想，但男性有更多的男性性别偏好。其原因主要是传宗接代、家庭劳动力、养老和家庭名誉。

（9）配偶之间较少讨论避孕问题，男性对象较愿意与配偶讨论性。

（10）如果说少数民族是生殖健康中的弱势群体的话，男性、未婚和老年少数民族是其中更弱的群体，他们不同程度地被现今的生殖健康政策忽略。本研究显示了少数民族已婚育龄男性生殖健康水平较低，各民族间不同的风俗观念影响着他们的生殖健康水平。现有男用避孕药具少，许多现在开展的生殖健康服务项目只涉及已婚育龄妇女。

（11）调查也发现，大多数有性行为的未婚少数民族青年没有采取任何有效的避孕措施，其主要原因是缺乏避孕等生殖健康知识。95.5% 以上的未婚少数民族青年婚前性行为所造成的非意愿妊娠都以人工流产结束了妊娠。未婚男青年生殖道不适发生率高于女性，苗族最高，仡佬族最低。少数民族未婚青少年艾滋病知晓率高（97.5%），少数民族未婚女青年更渴望获得生殖健康咨询，而男青年对性知识、避孕药具的需求高于女青年，农村的未婚青年对避孕药具的需求也明显高于城镇组。

（12）少数民族老年人对于生殖健康知识和服务的需求长期遭遇冷落，老年人尤其是男性对于性的需求也长期被忽视。

（13）医务人员普遍认为，当地的避孕方法知情选择的工作开展得不好，特别是流动人口的生殖健康管理是难中之难。另外，一些基层计生干部干扰避孕节育措施知情选择服务的现象也不容忽视。所有受访的医务人员都希望接受医疗技术方面的培训，进一步得到有关避孕节育服务的知识和技术培训。希望能合理整合计卫资源，适当改善技术服务人员的待遇等。

（14）受访谈的大多数计生干部对国家“优质服务知情选择”的政策和内容掌握不够，还未完全摆脱旧的工作作风。生殖健康/计划生育知识宣传教育的形式较传统，缺少新颖性、灵活性和娱乐性。大多数计生干部都是要求技能、业务知识的培训，没有一个要求政策水平培训的。受访的计生干部普遍赞成计生和卫生合并，都反映计生干部福利待遇较低、信息管理网络运行和管理不完善、信息管理系统操作人员素质偏低，认为目前的计划生育工作与过去的最大区别是，目前的计划生育工作更注重以人为本，尊重百姓，群众理解满意度高，从处罚多生变为现在的向群众提供以人为本的生殖健康优质服务、奖励少生，推行奖励扶助政策，干群关系得到极大改善。此外，也反映计生考核过于繁杂、工作压力大、工作指标不明确、任务指标不切实际。

（15）基层医疗卫生设施不完善，尤其是乡镇一级。

第二十三章　对策建议

根据调查结果，针对研究发现的调查点开展生殖健康存在的问题，结合调查点少数民族地区的特点和国家的相关政策，我们提出以下对策建议。

一、大力发展少数民族地区经济，确保生殖健康发展的物质基础

任何事业的发展都需要物质基础，需要经济的支撑，尤其在欠发达的少数民族地区，经济的杠杆作用更突出。调查时发现，无论男性还是女性，患性病不就医和不进行体检的主要原因都是没钱。家庭年收入还影响了少数民族妇女生殖健康知识水平和老年人的身体和生活质量。贫困是制约少数民族生殖健康的一大重要因素。调查也发现，当地有不少特色产品，尤其一些极富开发潜力的旅游产品，但在调查前我们是不知道的。建议各级政府应大力发展当地少数民族的特色产业，让大山深处的瑰宝真正变成当地老百姓手中的票子，让广大的少数民族群众尽快地富裕起来。此外，政府应该加大建设少数民族地区基础建设的力度，不仅让村村通公路，还应让户户都有畅通的道路通向外界，为提高少数民族孕妇院内生产等创造物质基础。

二、努力提高少数民族尤其是少数民族女性的受教育水平

少数民族受教育水平的提高，将有利于增强他们自身的健康和生殖健康意识，拓宽他们接受生殖健康科学知识的途径，提高其对宣传培训的接受力和对避孕节育措施的自主选择能力。调查发现，少数民族女性的文盲率明显高于男性，今日的女孩将是明日的建设者、明日的母亲，孩子的第一任老师就是母亲。因此，母亲的教育水平不仅关系着母亲自身的生殖健康，也关系着子女和家庭的生殖健康。政府应该除了抓女孩的入学率，更重要的是如何防范少数民族女孩的辍学，例如，增加监督女孩家长力度，确保女孩的教育落实到实处。另外，应多渠道增加少数民族妇女的成人教育概率。总之，增加少数民族女性受教育机会是提高其生殖健康的重要途径。

三、内容丰富、形式多样地开展生殖健康教育

生殖健康教育的目的是，通过信息传播和行为干预，帮助人们掌握生殖健康知识和保健基本技能，形成有益于生殖健康的行为，从而预防疾病，增进生殖健康。生殖健康的教育，对于提高少数民族群众的健康意识、生殖健康保健知识，是非常重要的因素，但前题是这种教育方式要让老百姓乐于接受，而不是调查发现的那样，不少人根本不看发来的宣传资料，随手扔掉，最终并未达到宣传的效果。宣传教育不能流于形式，应结合当地少数民族的独特民俗民风，计划生育部门、卫生系统、教育部门和宣传媒体等多方合作，采取少数民族群众易于接受的形式，如采用当地少数民族语言、编成上口的山歌等。针对不同年龄开展形式多

样的宣传教育干预活动。

除了宣传党的方针政策外，更多的应该宣传生殖健康小知识、小技能，比如：利用对象办理结婚证、准生证、医生产后上门探视的时间，宣讲各种避孕节育方法的使用、副作用，如何自我检查乳房，性病、艾滋病的特征，如何科学地养育健康宝宝等。另外，也应加强避孕套除了避孕还有预防性病、艾滋病的功能的宣传，为了自己和他人健康，提倡使用避孕套。培养村、街道少数民族生殖健康义务宣传员和咨询员，让他们以摆家常和说唱山歌的形式宣传生殖健康知识，在中小学生中开展艾滋病/性病知识“滚雪球”活动，以有效扩大宣传教育人群。

四、应加大生殖健康服务的范围

生殖健康服务不应该只停留在计划生育部门，医院尤其社区、乡卫生院应该开展生殖健康服务。政府应加快少数民族基层地区人口计生服务站和妇幼保健站的合并，便于广大的少数民族群众获得更加优质的生殖健康服务。还有少数民族中小学校的医务室和心理健康咨询室老师，也要担负起青春期生殖健康服务的责任。此外，生殖健康宣传服务的对象也不能仅仅面对已婚育龄妇女，应该包括男性、未婚女性和老年人群。有针对地为不同年龄、不同人群开展形式多样的生殖健康服务。有关部门应像对待育龄妇女一样，定期对少数民族老年人和男性进行生殖健康检查，以便于及时发现生殖疾病隐患，提高少数民族老年人和少数民族男性生殖健康水平。

五、通过开展妇幼保健项目促进孕期保健和住院分娩

可多渠道筹集资金，开展少数民族妇幼保健项目，通过宣传动员少数民族妇女进行孕前保健和到医院分娩，拒绝传统的分娩方式（在家由接生婆接生）。如通过农村合作医保，将孕产期保健纳入其范围，通过提供资金帮助让经济有困难的群众能真正实现孕期保健和住院分娩的目的，为减少出生人口缺陷、提高少数民族出生人口素质把好关。

六、消除一切重男轻女的落后观念和习俗

调查也发现，少数民族男性对计划生育及生殖健康知识的知晓程度都不高,这其中的一个重要原因是“重男轻女”、“性别歧视”在起作用。政府应加强对少数民族男性公民有关“男女平等”、“男性少数民族参与计划生育的意识和责任感教育”，以及“男性参与生殖健康的重要性”等方面的宣传教育。同时，也要加强对女性少数民族的“自强、自爱和男女平等”教育。政府多部门联合，通过增加少数民族女性受教育、就业、参政等措施，提高少数民族妇女家庭、社会地位，赋予其在生殖健康方面更多的话语权和决定权。减少甚至削除传统的男性偏好思想，增强男性生殖健康意识，提倡丈夫与妻子共同承担避孕节育的任务。

七、应加快高效、安全和可供选择的男性避孕方法研制速度

没有足够多的可供选择的男性避孕方法，一直是困扰提高男性参与避孕节育的一大障碍，我们除了引进国外先进的男性避孕方法，也应该加强我国自己的研发能力，尤其要注意挖掘和研究

少数民族保存下来的行之有效的男用避孕方法。加快研究出多种男性避孕方法，提高男性避孕方法的有效性和舒适性，适应各种需要的男性选用，才能提高少数民族男性参与避孕节育率。

八、关心少数民族青少年生殖健康的发展，摒弃一些落后的风俗

教育部门、卫生组织和计划生育部门应联合起来，共同关注少数民族青少年，特别是年龄较小、受教育程度较低及对未婚性行为持开放态度的农村少数民族青年。学校、社会和家庭都应该加强对少数民族青少年生殖健康，尤其是避孕节育知识和技能的教育和指导，从中学就应该开设规范的生殖健康公共课。现在，虽然一些学校开有生理课，但一遇到有关生殖健康的章节，要么老师轻描淡写地讲过去，要么干脆跳开不讲，很多老师自己都不懂。因此，首先得培养合格的老师。

社区和乡镇也应该对年轻的父母开设生殖健康课程，即教育他们本身，也教授他们如何在家正确教育指导家中幼儿。

加强性病、生殖道感染知识的宣传教育，使他们能认识到疾病的严重后果和预防的重要性，加强未婚先孕的危害和人工流产对少女身心影响的宣传，有利于少数民族青少年树立健康的性观念和促进避孕措施的使用。

深入研究各少数民族民俗中的生殖观念，挖掘有利于生殖健康、优生优育的习俗，并用科学知识解释宣扬，如禁止夫妻间贪恋性爱，不注意时间、地点的反常性行为等，应摒弃一些落后的少数民族风俗，如结婚较早、男性婚前性行为较开放、传统的“姑舅表婚”等亲上加亲的婚姻制度、结婚后要等女方怀孕后才

能接回男方家等，提倡健康向上的性行为和婚姻制度。

九、关心和满足少数民族老年人的生殖健康需求

老年人的生殖健康往往是我们关心得最少的，而少数民族老年人的生殖健康更是没有得到人们的关注。如我们调查所见，少数民族老年人又有许多生殖健康的需求，急需引起相关部门、社会、家庭的重视。要有针对各种少数民族老年人的生殖健康宣传和服务，少数民族中民间很多生殖健康教育主要是通过老人平时的言传身教和在婚嫁、祭祀和节庆等活动中进行的，故改变少数民族老年人的生殖健康水平，对于提高年轻人的生殖健康观念有着积极作用。

考虑到少数民族老年人一般经济都不宽裕，建议政府向他们提供减免费用的服务。教育子女应该关心老年人的生殖健康状况和生殖健康需求，消除老年人再婚的障碍。

十、改变少数民族落后的民俗民风以促进性生活和谐

少数民族历史发展中形成各自独特的性文化，虽然随着经济社会的剧烈变换、人口变迁的相互渗透，受到现代文明和外来文化的冲击，但在受传统民族文化影响的范围内性道德却具有强大的“张力”和稳定性，仍无形地影响着现代社会少数民族群众的生活。在研究制定少数民族地区的生殖健康政策时，要结合各民族特定的民族心理、民族价值观、民俗民风，确定易于接受、乐于传扬的性健康干预模式，在宣传教育的内容和形式中注意加入民族元素。在宣传语言采用当地少数民族方言、改编成山歌、培养村街道义务生殖健康宣传员或咨询员上门拉家常等，才能有效

改变少数民族落后的生殖健康观念，提高群众的生殖健康水平，以促进少数民族夫妻性生活质量，从而有利于家庭的幸福稳定，更好实行民族地区公共事物管理和建设和谐社会。

人口计生和卫生部门还要提供更多、更有效的避孕措施供少数民族育龄群众选择，生殖健康服务者给以耐心细致的使用指导和个性化的选择建议，以减少避孕节育方法失败率和副作用对性生活质量的影响。

十一、增加服务项目，改善服务态度

计划生育/生殖健康部门应扩大其生殖健康服务项目，尤其是村乡一级的基层服务部门更应该变单一的服务模式为多方位甚至全方位的服务，除了向广大的少数民族群众提供避孕节育服务外，还应该提供生殖保健、母婴保健、妊娠保健、分娩服务，以及针对未婚人群、男性和老人的生殖健康服务，针对不同的少数民族人群开展生殖健康咨询服务等。要达到上述目的，首先，应加快计卫合并的步伐，尽快让乡村计生站与卫生院合并，达到资源互补、消除配置重叠和减少浪费的目的，又提高了服务的水平。

可通过国家、省和地方财政联合出资的方式，筹集资金改善边远落后、山区深处的少数民族村乡服务站的基础和设备的建设，确实保证广大少数民族群众出门就能看病，就能获得满意的生殖健康服务。

但是，只有硬件改善并不能真正地满足拓宽生殖健康服务的要求，更为关健的是如何提高基层少数民族地区技术人员的优质服务意识和水平，改善其服务态度。可通过以下途径提高基层少数民族地区技术人员的优质服务意识和水平：有计划地每年将基层少数民族地区技术人员分批送到县、地区、省会大医院进修学习；请专家到县对各基层技术人员集中培训；定期组织业务学习和自学相结合；建立长效考评制度，将技术人员的技术水平和服务态度考评与其绩效工资挂构，其中的服务态度主要通过服务对象的反映来评估。

十二、加强基层计划生育干部的政策学习培训

对基层计划生育干部除了进行业务知识、技能的培训学习外，更重要的是对广大基层计生干部进行系统的、规范的和正确的相关政策培训，加强领会党中央的精神，以便正确地执行中央政策，这对于转变观念、提高服务意识、摆脱旧的工作作风是非常必要的。

十三、建立少数民族生殖健康评估体系和少数民族地区生殖健康/计划生育工作评估标准

有关部门应尽快完善、出台针对少数民族地区的生殖健康评估体系和生殖健康/计划生育工作评估标准，减少或摒弃那些流于形式的检查，各级上级部门更应该克服主观官僚作风，使基层尽快改变频于应付各类检查、考察团的现象，确实减轻基层的负担。

附　　件

附件 1　在松桃县对调查人员进行培训

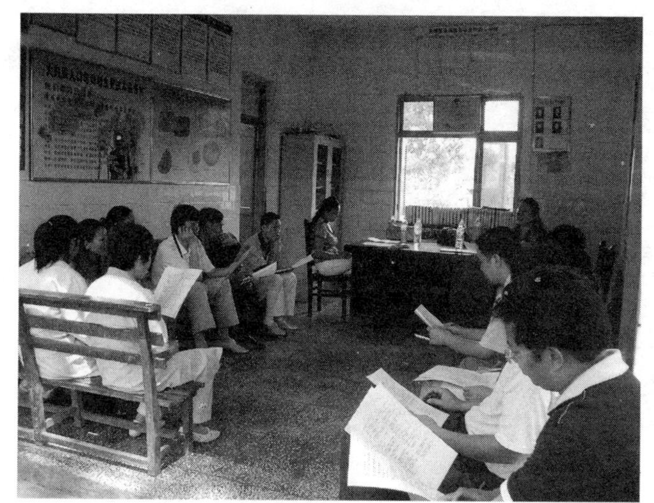

附件 2　在玉屏县对调查人员进行培训

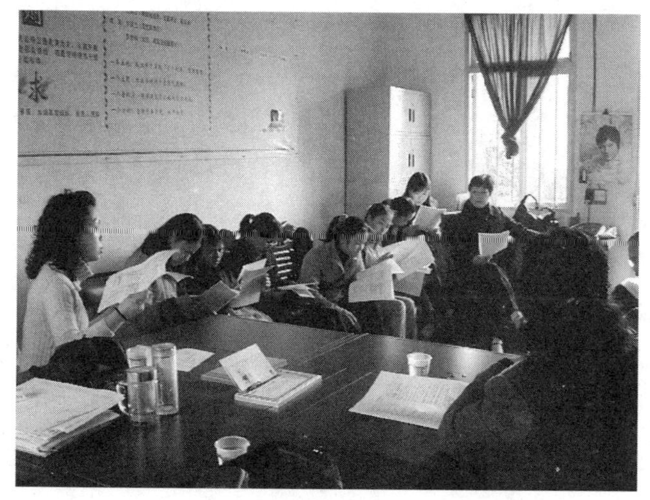

附件 3　访问苗族妇女

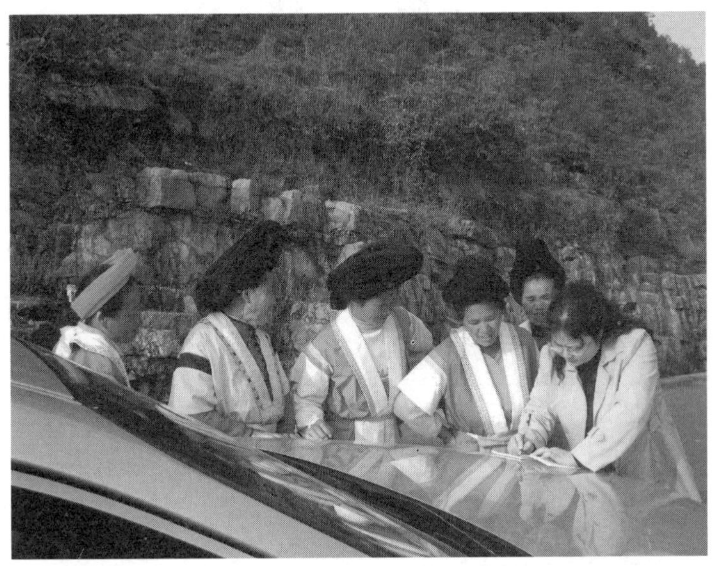

附件 4　调查人员在对水族群众进行访问

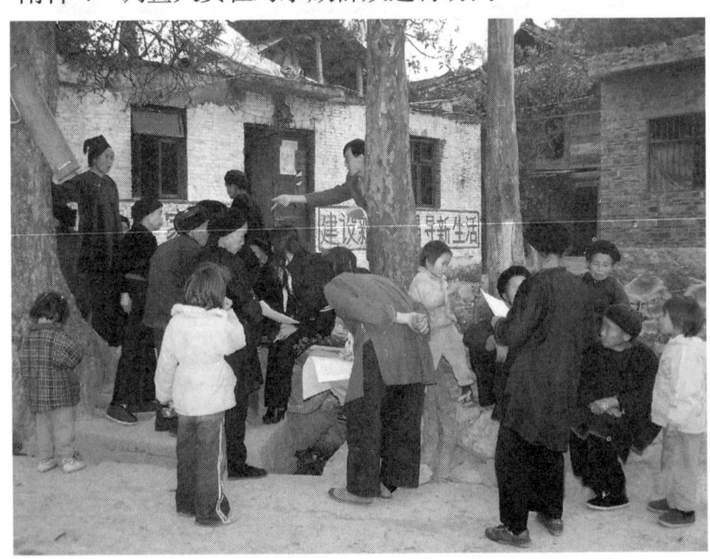

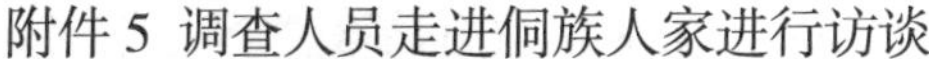
附件5 调查人员走进侗族人家进行访谈

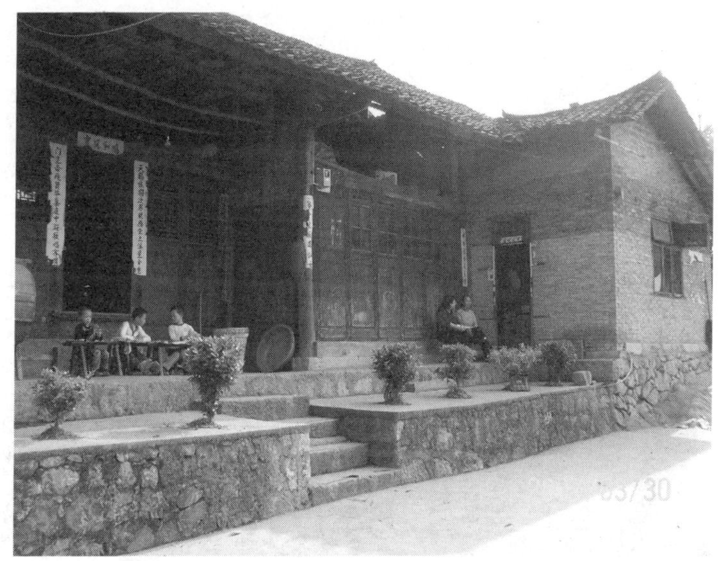

附件6　调查人员指导侗族未婚青年填调查问卷

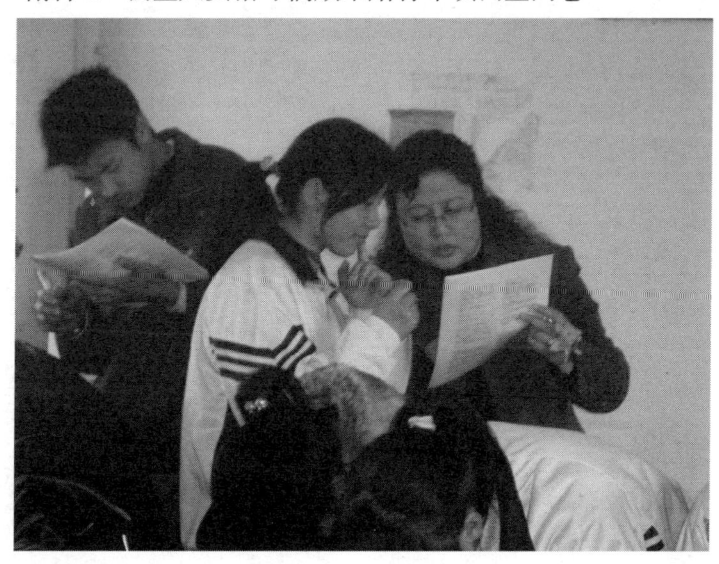

附件 7　调查人员对技术服务人员进行访谈

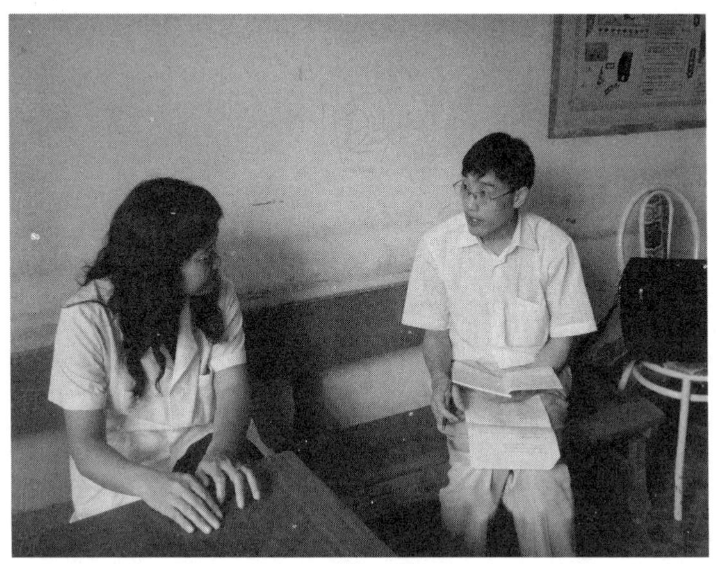

附件 8　布依族群众的生活小照

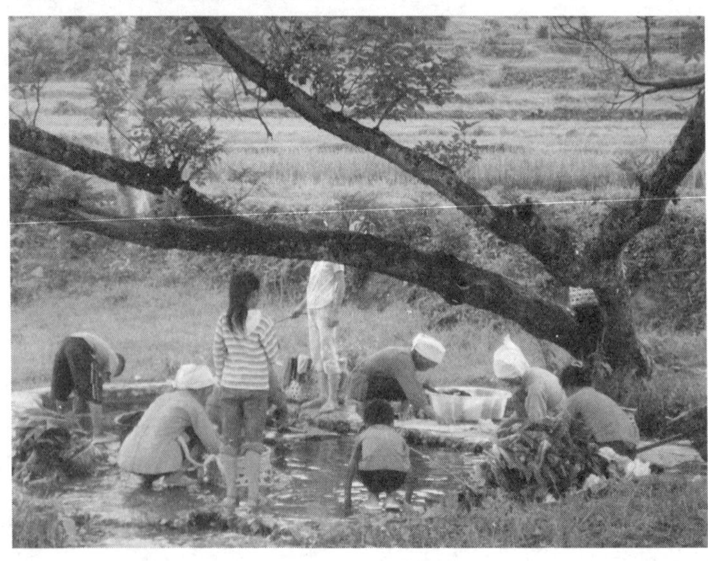

附件 9

妇女调查问卷

编码：

______县（市）：______ 乡（镇）：______
村：______ 村民小组访问时间：______
调查员姓名：______

A. 被调查者个人资料

1. 您的年龄：______（岁）

2. 您是什么民族？

1）汉　2）苗　3）侗　4）布依　5）仡佬　6）水族　7）其他

3. 您受教育的程度？

1）文盲　2）小学　3）初中　4）高中（含中专）　5）大专以上

4. 您住在？

1）农村　2）城市

5. 您的职业是？

1）农民　2）工人　3）商业　4）公务员　5）老师　6）工程师　7）家庭妇女　8）其他

6. 您每个月的收入是多少？______

7. 您家庭的年收入是多少？______

8. 您目前的婚姻状况如何？______

（选“未婚”跳至“D”　“离婚”或“丧偶”跳至“C”　）

1）未婚　2）初婚　3）再婚　4）离婚　5）丧偶

B. 丈夫个人资料

9. 您丈夫的年龄：________________（岁）

10. 您丈夫是什么民族？

1）汉　2）苗　3）侗　4）布依　5）仡佬　6）水族　7）其他

11. 您丈夫受教育的程度？

1）文盲　2）小学　3）初中　4）高中（含中专）　5）大专以上

12. 您丈夫的职业是？

1）农民　2）工人　3）商业　4）公务员　5）老师　6）工程师　7）在家　8）其他

13. 您丈夫每个月的收入是：________________

C. 避孕与生育

14. 您妊娠的次数：

1）0　2）1　3）2　4）3　5）4　6）4 次以上

15. 您现有多少存活的小孩？

1）0　2）1　3）2　4）3　5）3 个以上

16. 您现有多少存活的男孩？

1）0　2）1　3）2　4）3　5）3 个以上

17. 您最近一次分娩是在哪儿？

1）县及以上级医院　2）县及以上级妇幼保健院　3）县计生服务站　4）乡级医院/妇幼保健院　5）乡级计划生育服务站　6）本村卫生室　7）私人诊所　8）在家　9）其他

18. 您做定期的产前检查吗？

1）是　2）否

19. 您有独身子女证吗？（选“否”，跳至 21）

1）是　2）否

20．如果有，您获得计生养老金了吗？

1）是　2）否

21．您是双女结扎户吗？（选“否”，跳至23）

1）是　2）否

22．如果你是双女结扎户，你享受计生养老金了吗？

1）是　2）否

23．您曾做过人工流产吗？（选“否”，跳至26）

1）是　2）否

24．您曾做过多少次人工流产（含药物流产）？

1）0　2）1　3）2　4）3　5）3次以上

25．最近一次人工流产的原因？

1）避孕失败　2）我不想要小孩　3）未婚先孕　4）我丈夫的意见　5）其他

26．您目前采用什么避孕方法？（选“1）”回答27，选其他，跳至28）

1）未采用　2）IUD　3）口服避孕药　4）女扎　5）男扎　6）避孕套　7）皮埋术　8）注射避孕药　9）药膜/隔膜/胶冻　10）体外射精/自然避孕法　11）其他

27．如果没有采用，为什么？

1）希望妊娠　2）以前用避孕方法失败　3）丈夫不喜欢用　4）很少有性生活　5）不容易获取　6）其他

28．您目前的避孕措施是哪一年开始采用的？________年

29．您夫妇目前所采用的避孕方法是由谁选择的？

1）自己　2）丈夫　3）夫妇双方　4）在医务人员指导下

5）医务人员选择　6）其他

30．您(或您丈夫）在选择这种避孕方法时，是否了解它适合哪些人使用?

1）非常了解　2）比较了解　3）不太了解　4）不了解　5）说不清

31．您(或您丈夫）在选择这种避孕方法时，是否了解它的副作用?

1）非常了解　2）比较了解　3）不太了解　4）不了解　5）说不清

32．您为什么选用目前这种避孕方法?

1）更有效　2）副作用小　3）价格低　4）医生推荐　5）计生干部叫做的　6）我丈夫的意见　7）计生政策　8）我不知道　9）其他

33．若你们必须采用绝育方法，是您还是您丈夫采用?（选“2）”，跳至35）

1）我　2）我的丈夫

34．如果是您，为什么您的丈夫不采用男扎呢?

1）他不愿意　2）他要工作　3）他是一家之主　4）男扎的副作用较多　5）我不知道　6）其他

35．您丈夫现在用避孕套吗?（选“是”，跳至37）

1）是　2）否

36．如果否，为什么?

1）我丈夫不喜欢　2）我不喜欢　3）我俩都不喜欢　4）效果差　5）其他

37．之前您用过哪些避孕方法?（您可多选，选“没用过”，

跳至 39）

1）没用过　2）女扎　3）男扎　4）避孕环　5）口服避孕药　6）皮埋术　7）避孕套　8）药膜　9）传统绝育方法　10）其他

38. 您为什么改为使用您目前的避孕方法？

1）避孕失败　2）副作用　3）使用期已满　4）改用更先进的　5）其他

39. 您曾因接受避孕法出现不适必须到诊所/医院接受诊疗吗？（选“是”，跳至41）

1）是　2）否

40. 如果没有，为什么？

1）不严重　2）太远了　3）没有时间　4）没有钱　5）害怕　6）我不相信那儿的服务质量　7）没有人告诉我　8）其他

41. 您因避孕失败妊娠过吗？（选“否”，跳至 44）

1）是　2）否

42. 您因避孕失败妊娠过多少次？

1）1　2）2　3）3　4）3 次以上

43. 您最后一次避孕失败的妊娠结果是什么？

1）活产　2）人工流产　3）其他

44. 婚后多久您用避孕方法？

1）______年　2）记不清

45. 您付钱买您的避孕用品吗？

1）是　2）否

46. 您认为它价格贵吗？

1）是　2）否

47. 从 2000 年至今，您（或您丈夫）是否得到过节育手术，产前检查，生产、生殖道感染/性病检测，生殖健康/计划生育咨询等方面的生殖健康服务和咨询？

1）至少得到过一种服务　2）未得到过上述任何一种服务　3）记不清

48. 请问您最近一次得到的是哪一种服务？

1）男性绝育　2）女性绝育　3）宫内节育器（安置/取出）　4）皮下埋植（安置/取出）　5）避孕套　6）口服药　7）避孕针剂　8）避孕膏/膜　9）人工流产　10）产前检查　11）分娩　12）妇科病查治　13）性病检测　14）生殖健康/计划生育咨询　15）其他

49. 您是在什么地方得到这种服务的？

1）县及以上级医院　2）县及以上级妇幼保健院　3）县计生服务站　4）乡级医院/妇幼保健院　5）乡级计划生育服务站　6）本村卫生室　7）私人诊所　8）其他

50. 总的来说，您（或您丈夫）对最近这次服务的满意程度如何？

1）非常满意　2）比较满意　3）不太满意　4）很不满意

51. 您家离该医疗点有多少千米？

D. 婚前性行为与避孕行为（未婚者回答）

52. 您月经初潮的年龄（岁）：________________

53. 您有婚前性交行为吗？（选“否”，跳至E）

1）否　2）偶尔　3）经常

54. 首次性交行为年龄（岁）：________________

55. 您与多少人有过性交行为：________________

56. 在性交时您采取避孕措施吗？（选“2），3），4）”，

跳至58）

1）从未采用 2）偶尔 3）有时 4）经常

57. 如果“从未采用”，为什么？

1）不知道要用 2）没必要用 3）不知道到哪儿能获得避孕方法 4）没钱 5）获取避孕方法的路程太远 6）羞于告诉别人 7）没有时间 8）其他

58. 您采取过哪些避孕措施？（您可多选）

1）避孕套 2）口服避孕药 3）体外射精 4）安全期 5）药膜/隔膜/胶冻 6）其他

59. 您在何处获得避孕药具？

1）计划生育服务站 2）妇幼保健站 3）药店/超市 4）私人诊所 5）同学朋友处 6）其他

60. 您好妊娠过次数？

1）0 2）1 3）2 4）3 5）3次以上

61. 您最近一次妊娠的结局是什么？

1）生产 2）人工流产/药流 3）其他

E. 生殖健康/计划生育避孕知识

62. 请说出您所知道的避孕方法？（复选题，不提示，但可追问）

1）IUD 2）口服避孕药 3）女扎 4）男扎 5）避孕套 6）皮埋术 7）注射避孕 8）药膜/隔膜/胶冻 9）体外射精/自然避孕法 10）其他

63. 您知道到哪儿能获得避孕方法吗？

1）是 2）否

64. 您认为哪一种避孕方法最有效？

1）女扎　2）男扎　3）避孕环　4）口服避孕药　5）皮埋术　6）避孕套　7）注射避孕　8）药膜　9）自然避孕法　10）体外射精　11）不知道　12）其他

65. 您认为哪种避孕方法的副作用最少？

1）女扎　2）男扎　3）避孕环　4）口服避孕药　5）皮埋术　6）避孕套　7）注射避孕　8）药膜　9）自然避孕法　10）体外射精　11）不知道　12）其他

66. 您认为您的健康如何？

1）很好　2）好　3）较好　4）很差　5）差　6）较差　7）我不知道

67. 您每年进行一次全面的体格检查吗？（选“是”，跳至69）

1）是　2）否

68. 如果没有，为什么？

1）我不知道　2）没有必要　3）没有钱　4）没有时间　5）害怕　6）其他

69. 您接受有规律的生殖健康检查吗？（选“否”，跳至71）

1）是　2）否

70. 如果是，您每年接受几次此生殖健康检查？

1）1　2）2　3）3　4）3次以上

71. 如果没有，为什么？

1）没有人告诉我　2）没有此必要　3）没有钱　4）没有时间　5）害怕　6）不在育龄范围　7）其他

72. 您是否知道如何进行乳房自我检查？如做过，是否定期做？

1）不知道 2）知道但未做过 3）知道，不定期做检查 4）知道，定期做检查

73. 您听说过下列哪些性传播疾病？（复选）

1）淋病 2）梅毒 3）软下疳 4）沙眼衣原体感染 5）乙肝 6）淋巴肉芽肿软下疳

74. 您听说过艾滋病吗？

1) 是 2）否

75.您知道在下列哪些情况下会使人感染艾滋病病毒吗？

（提示，复选，凡被访者认为可能传播的情况，不论正确与否，请在相应答案上画圈）

1）输血 2）性关系 3）拥抱 4）接吻 5）母亲传给胎儿或新生儿 6）共同就餐 7）蚊虫叮咬 8）共用注射器

76. 您知道下列途径哪些会传染性病/生殖道感染吗？

1）性行为 2）日常生活接触 3）吸毒 4）输血 5）生产小孩 6）胎盘传播 7）母乳传播 8）通过医疗器械

77. 如果您感到身体不适，通常首先告诉谁？

1）医生 2）丈夫 3）朋友 4）父母 5）无人 6）其他

78. 您目前生殖道系统有无不适？（选“2）”或“3）”，跳至81）

1）是 2）否 3）不知道

79. 您有不适，去看医生吗？（选“1）”或“3）”，跳至78）

1）是 2）否 3）记不住

80. 不看医生的原因？

1）没钱 2）路程太远 3）羞于告诉别人 4）怕丈夫知道 5）没有时间 6）其他

81. 您目前是否有经过检查确诊的下列妇科疾病？（复选）

1）阴道炎　2）宫颈炎　3）输卵管、卵巢囊肿或肿瘤　4）子宫肌瘤　5）子宫脱垂　6）子宫内膜异位症　7）乳腺疾病（增生、良性肿瘤）　8）其他

82. 您认为您的性生活和谐吗？（选“1）”或“3）”，跳至 84）

1）是　2）否　3）记不住

83. 性生活不和谐的原因？

1）性交痛　2）我不感到任何愉快　3）我丈夫不尊重我　4）我怕怀孕　5）我不喜欢避孕套或体外受精　6）其他

84. 2000年以来，您是否得到过生殖健康/计划生育宣传品？（选“否”，跳至 86）

1）是　2）否

85. 所发的宣传品您是否读过（或请人代读过）？

1）全部读过　2）读过一部分　3）未读过

86. 近年来您是否参加过政府组织的生殖健康/计划生育知识培训？

1）是　2）否

F. 生育意愿与交流

87. 您理想的小孩数是多少？

1）1　2）2　3）3个以上

88. 您喜欢的小孩性别是？

1）男　2）女　3）男女均衡

89. 您是否同意“每个家庭至少要有一个男孩”的观点？（选“2），3）”，跳至 91）

1）是　2）否　3）不确定

90．同意此观点的原因？

1）传宗接代　2）家庭劳力　3）养老　4）名声　5）其他

91．您时常与您的丈夫讨论避孕的事吗？

1）经常　2）有时　3）很少　4）记不住

92．您和您丈夫时常讨论性吗？

1）每次性生活时　2）有时　3）很少　4）记不住

G．建议

93．您希望计划生育部门提供哪些服务？（复选题）

1）性知识教育　2）生殖健康咨询　3）性病艾滋病预防　4）提供避孕药具　5）其他

94．您希望以后计划生育部门从哪些方面改进？（复选题）

1）改善服务场所条件　2）增加服务项目　3）提高技术人员的服务水平　4）改善服务态度　5）其他

附件 10

男性调查问卷　　编码：

______县（市）：______　乡（镇）：______
村：______　村民小组访问时间：______
调查员姓名：______

A. 被调查者个人资料

1. 您的年龄：（岁）

______

2. 您是什么民族？

1）汉　2）苗　3）侗　4）布依　5）仡佬　6）水族　7）其他

3. 您受教育的程度？

1）文盲　2）小学　3）初中　4）高中（含中专）　5）大专以上

4. 您住在？

1）农村　2）城市

5. 您的职业是？（选“8）”，跳至7）

1）农民　2）工人　3）商业　4）公务员　5）老师　6）工程师　7）在家　8）学生　9）其他

6. 您每个月的收入是多少？

______

7. 您家庭的年收入是多少？

______

8. 您目前的婚姻状况如何？

（选“1）”跳至D，选“4）或5）”跳至C）

1）未婚　2）初婚　3）再婚　4）离婚　5）丧偶

B. 妻子个人资料

9. 您妻子的年龄（岁）：

____

10. 您妻子是什么民族？

1）汉　2）苗　3）侗　4）布依　5）仡佬　6）水族　7）其他

11. 您妻子受教育的程度？

1）文盲　2）小学　3）初中　4）高中（含中专）　5）大专以上

12. 您妻子的职业是？

1）农民　2）工人　3）商业　4）公务员　5）老师　6）工程师　7）家庭妇女　8）其他

13. 您妻子每个月的收入是多少？

____

C. 避孕与生育

14. 您现有多少存活的小孩？

1）0　2）1　3）2　4）3　5）3个以上

15. 您现有多少存活的男孩？

1）0　2）1　3）2　4）3　5）3个以上

16. 您有独身子女证吗？（选“否”，跳至18）

1）是　2）否

17. 如果有，您获得计生养老金了吗？

1）是　2）否

18. 您是双女结扎户吗？（选“否”，跳至20）

1）是　2）否

19. 如果你是双女结扎户，你享受计生养老金了吗？

1）是　2）否

20. 您（或您妻子）目前采用什么避孕方法？（选“1）”回答21，选其他，跳至22）

1）未采用　2）IUD　3）口服避孕药　4）女扎　5）男扎　6）避孕套　7）皮埋术　8）注射避孕　9）药膜/隔膜/胶冻　10）体外射精/自然避孕法　11）其他

21. 如果没有采用，为什么？

1）希望妊娠　2）以前用的避孕方法失败　3）妻子不喜欢用　4）很少有性生活　5）不容易获取　6）其他

22. 您（或您妻子）目前的避孕措施是哪一年开始采用的？________年

23. 您（或您妻子）目前所采用的避孕方法是由谁选择的？

1）自己　2）丈夫　3）夫妇双方　4）在医务人员指导下　5）医务人员选择　6）其他

24. 你们在选择这种避孕方法时，是否了解它适合哪些人使用？

1）非常了解　2）比较了解　3）不太了解　4）不了解　5）说不清

25. 你们在选择这种避孕方法时，是否了解它的副作用？

1）非常了解　2）比较了解　3）不太了解　4）不了解　5）说不清

26. 你们为什么选用目前这种避孕方法？

1）更有效　2）副作用小　3）价格低　4）医生推荐　5）计

生干部叫做的 6）我丈夫的意见 7）计生政策 8）我不知道 9）其他

27. 若你们必须采用绝育方法，是您还是您妻子采取？（选“1）”，跳至29）

1）我 2）我的妻子

28. 如果是您妻子，为什么您不采用男扎呢？

1）我不愿意 2）我要工作 3）我是一家之主 4）男扎的副作用较多 5）其他

29. 您现在用避孕套吗？（选“1）”，跳至31）

1）是 2）否

30. 您为什么不用避孕套？

1）我妻子不喜欢 2）我不喜欢 3）我俩都不喜欢 4）效果差 5）其他

31. 之前您（或您妻子）用过哪些避孕方法？（可多选，选“1）”，跳至33）

1）没用过 2）女扎 3）男扎 4）避孕环 5）口服避孕药 6）皮埋术 7）避孕套 8）药膜 9）传统绝育方法 10）其他

32. 你们为什么改为目前使用的避孕方法？

1）避孕失败 2）副作用 3）使用期已满 4）改用更先进的 5）其他

33. 婚后多久您（或您妻子）用避孕方法？

1）______年 2）记不清

34. 你们付钱买避孕用品吗？

1）是 2）否

35. 你们认为它价格贵吗？

1）是 2）否

36. 从2000年至今，您（或您妻子）是否得到过节育手术、产前检查、生产、生殖道感染/性病检测、生殖健康/计划生育咨询等方面的生殖健康服务和咨询？

1）至少得到过一种服务 2）未得到过上述任何一种服务 3）记不清

37. 请问您（或您妻子）最近一次得到的是哪一种服务？

1）男性绝育 2）女性绝育 3）宫内节育器（安置/取出） 4）皮下埋植（安置/取出） 5）避孕套 6）口服药 7）避孕针剂 8）避孕膏/膜 9）人工流产 10）产前检查 11）分娩 12）妇科病查治 13）性病检测 14）生殖健康/计划生育咨询 15）其他

38. 你们是在什么地方得到这种服务的？

1）县及以上级医院 2）县及以上级妇幼保健院 3）县计生服务站 4）乡级医院/妇幼保健院 5）乡级计划生育服务站 6）本村卫生室 7）私人诊所 8）其他

39. 总的来说，您（或您妻子）对最近这次服务的满意程度如何？

1）非常满意 2）比较满意 3）不太满意 4）很不满意

40. 您家离该医疗点有多少千米？

____

D. 婚前性行为与避孕行为（未婚者回答）

41. 首次遗精的年龄（岁）：______________________________

42. 您有过手淫吗？（选“1）”，跳至45）

1）否 2）是

43. 您最近平均每月手淫次数：________________

44. 您手淫后经常感到：

1）困惑自卑　2）精力大减　3）有点虚弱　4）与平常一样　5）愉快　6）精力充沛

45. 您有性交行为吗？（选"1）"，跳至E）

1）否　2）偶尔　3）经常

46. 首次性交行为年龄（岁）：________________

47. 您首次性交伙伴的年龄（岁）：____________

48. 您与多少人有过性交行为：____________

49. 在性交时您采取避孕措施了吗？（选"2），3），4）"，跳至51）

1）从未采用　2）偶尔　3）有时　4）经常

50. 如果"从未采用"，为什么？（跳至53）

1）不知道要用　2）没必要用　3）不知道到哪儿能获得避孕方法　4）没钱　5）获取避孕方法路程太远　6）羞于告诉别人　7）手边未准备　8）其他

51. 您采取过哪些避孕措施？（您可多选）

1）避孕套　2）口服避孕药　3）体外射精　4）安全期　5）药膜/隔膜/胶冻　6）其他

52. 您在何处获得避孕药具

1）计划生育服务站　2）妇幼保健站　3）药店/超市　4）私人诊所　5）朋友处　6）其他

53. 是否曾使女朋友怀孕？

1）否　2）是　3）不知道

54．您女朋友最近一次怀孕的结局：__________

1）生产　2）人工流产/药流　3）其他

E．生殖健康/计划生育避孕知识

55．请说出您所知道的避孕方法？（复选题，不提示，但可追问）

1）IUD　2）口服避孕药　3）女扎　4）男扎　5）避孕套　6）皮埋术　7）注射避孕　8）药膜/隔膜/胶冻　9）体外射精/自然避孕法　10）其他

56．您知道到哪儿能获得避孕方法吗？

1）是　2）否

57．您认为哪一种避孕方法最有效？

1）女扎　2）男扎　3）避孕环　4）口服避孕药　5）皮埋术　6）避孕套　7）注射避孕　8）药膜　9）自然避孕法　10）体外射精　11）不知道　12）其他

58．您认为哪种避孕方法的副作用最少？

1）女扎　2）男扎　3）避孕环　4）口服避孕药　5）皮埋术　6）避孕套　7）注射避孕　8）药膜　9）自然避孕法　10）体外射精　11）不知道　12）其他

59．您认为您的健康如何？

1）很好　2）好　3）较好　4）很差　5）差　6）较差　7）我不知道

60．您每年进行一次全面的体格检查吗？（选“1）”，跳至62）

1）是　2）否

61．如果没有，为什么？

1）我不知道　2）没有必要　3）没有钱　4）没有时间　5）害怕　6）其他

62．您接受过有规律的生殖健康检查吗？（选“2）”，跳至64）

1）是 2）否

63．如果是，您每年接受几次此生殖健康检查？（跳至65）

1）1 2）2 3）3 4）3次以上

64．如果没有，为什么？

1）没有人告诉我 2）没有此必要 3）没有钱 4）没有时间 5）害怕 6）其他

65．您是否有过下列症状？（可多选，选“1）”，跳至69）

1）无 2）下身瘙痒 3）尿道口分泌物增多 4）尿急、尿频、尿痛 5）下身皮肤破损 6）会阴部触痛、胀痛

66．如果出现上述症状您看医生吗？（选“2）”，跳至68）

1）否 2）是 3）不知道

67．不看医生的原因：（跳至69）____________

1）没钱 2）路程太远 3）羞于告诉别人 4）怕周围的人知道 5）没有时间 6）病情轻，没关系 7）其他

68．在何处就诊？

1）药店 2）私人诊所 3）医院 4）妇幼保健站 5）计划生育服务站 6）其他

69．您目前还有上述症状吗？

1）是 2）否

70．您目前是否有经过检查确诊的下列男性生殖系统疾病？（提示，复选）

1）包皮过长、包茎 2）尿道下裂 3）隐睾 4）前列腺炎 5）精索静脉曲张 6）附睾炎 7）尿道炎 8）其他

71．您听说过下列哪些性传播疾病？

1）淋病　2）梅毒　3）软下疳　4）沙眼衣原体感染　5）乙肝　6）淋巴肉芽肿

72．您听说过艾滋病吗？

1）是　2）否

73．您知道在下列哪些情况下会使人感染艾滋病病毒吗？（提示，复选，凡被访者认为可能传播的情况，不论正确与否，请在相应答案上画圈）

1）输血　2）性关系　3）拥抱　4）接吻　5）母亲传给胎儿或新生儿　6）共同就餐　7）蚊虫叮咬　8）共用注射器

74．下列途径哪些会传染性病/生殖道感染？

1）性行为　2）日常生活接触　3）吸毒　4）输血　5）生产小孩　6）胎盘传播　7）母乳传播　8）通过医疗器械

75．您知道下列哪种避孕措施能预防性病和艾滋病？

1）不知道　2）宫内节育器　3）避孕套　4）口服避孕药　5）皮下埋植　6）紧急避孕法　7）体外排精

76．您最近一年来性生活频率（次/周）：________________

77．您认为您的性生活和谐吗？，（选“1）”或“3）”，跳至78）

1）是　2）否　3）记不住

78．如果不和谐，为什么？

1）性交疼　2）我妻子不配合我　4）我怕怀孕　5）我不喜欢避孕套或体外射精　6）其他

79．2000年以来，您是否得到过生殖健康/计划生育宣传品？

1）是　2）否

80. 所发的宣传品您是否读过（或请人代读过）？

1）全部读过 2）读过一部分 3）未读过

81. 2000 年以来，您是否参加过政府组织的生殖健康/计划生育知识培训？

1）是 2）否

82. 您的有关生殖健康、避孕知识主要来源于：＿＿＿＿＿

1）计划生育部门 2）妇幼保健站 3）医院 4）广播、电视、录像和网络 5）报纸书刊 6）同学朋友处 7）家人亲戚

F. 生育意愿与交流

83. 您理想的小孩数是多少？

1）1 2）2 3）3 个以上

84. 您喜欢的小孩性别是？

1）男 2）女 3）男女均衡

85. 您是否同意“每个家庭至少要有一个男孩”的观点？（选“2）”或“3）”，跳至 88）

1）是 2）否 3）不确定

86. 如果是，为什么？

1）传宗接代 2）家庭劳力 3）养老 4）名声 5）其他

87. 您时常与您的妻子讨论避孕的事吗？

1）常常 2）有时 3）很少 4）记不住

88. 您和您妻子时常讨论性吗？

1）每次性生活时 2）有时 3）很少 4）记不住

G. 建议

89. 您希望计划生育部门提供哪些服务？（复选题）

1）性知识教育 2）生殖健康咨询 3）性病艾滋病预防

4）提供避孕药具　5）其他

90. 您希望以后计划生育部门从哪些方面改进？（复选题）

1）改善服务场所条件　2）增加服务项目　3）提高技术人员的服务水平　4）改善服务态度　5）其他

附件 11

计划生育技术服务人员调查问卷

编码：

访问时间：____________　　访问地点：____________

A. 被调查者个人资料

1. 您的性别：__________

1）男　2）女

2. 您的年龄：________________

3. 您的工作场所是：________________

1）县级服务站　2）乡级服务站

4. 您开始从事生殖健康/计划生育工作的时间是：__________

5. 您的受教育程度：__________

1）文盲　2）小学　3）初中　4）高中（含中专）　5）大专以上

6. 您的技术职称：__________

1）初级　2）中级　3）高级　4）无职称

7. 您有《上岗证》/《职业证书》吗？

1）否　2）是

8. 您现在的岗位是（如兼职，可多选）：__________

1）护士　2）医生　3）化验人员　4）放射科人员　5）药房人员　6）其他

9. 您去年提供了哪些服务？（可多选）

1）男扎　2）女扎　3）宫内节育器（放置/取出）　4）皮埋

（放置/取出） 5）人工流产 6）产前检查 7）分娩服务 8）产褥期服务 9）常见妇科疾病诊治 10）不孕症治疗 11）妇科普查 12）性传播疾病检测 13）三大常规检查 14）药品服务 15）X光检查 16）B超检查 17）咨询服务 18）转诊服务 19）随访服务

10. 在最近3个月内，您是否提供过咨询服务？（选“1）”，跳至12）

1）否 2）是

11. 咨询服务是否有记录（选“否”，跳至13）

1）否 2）是

12. 如果没有提供咨询服务，为什么？

（1）________________

（2）________________

13. 如未婚青年前来寻求计划生育服务，您是否提供？

1）否 2）是 3）说不清

14. 您主要是以哪一种形式学习有关的标准技术服务规范的？

1）外出专门培训 2）单位集体学习讨论 3）个人自学

15. 您是否参加过生殖健康优质服务技术培训？（选“1）”，跳至20）

1）否 2）是

16. 参加培训的次数：________________

17. 共培训的天数：________________

18. 培训对您个人业务水平的提高是否有帮助？

1）很有帮助 2）有些帮助 3）帮助不大 4）没有帮助

19. 您去年到基层提供技术服务的次数：________________

20．您去年到过的最远的村，距本服务机构多远：__________________________（千米）

21．您去年每次到基层提供技术服务的天数是多少？

1）当天往返　2）2～4 天　3）5～7 天　4）1 周以上

22．您认为本服务机构提供的服务能否满足当地群众对生殖健康的基本需求？

1）能满足　2）基本能满足　3）不太能满足　4）不能满足　5）说不清

23．请谈谈本服务机构自 2000 年开展生殖健康优质服务项目活动以来的变化。

（1）______________________________

（2）______________________________

24．您认为对象有足够的能力决定他们自己的避孕方法选择吗？如果没有，为什么？

（1）______________________________

（2）______________________________

25．您的诊所有足够多的避孕方法供对象进行知情选择吗？如果没有，为什么？

（1）______________________________

（2）______________________________

26．您还需要进一步接受有关避孕服务的知识和技术培训吗？为什么？

（1）______________________________

（2）______________________________

27．对于目前主要是妇女承担避孕的任务您有什么看法？

（1）______________________________

（2）______________________________

28．您能谈谈为什么目前贵州省的避孕套使用率很低吗？

（1）______________________________

（2）______________________________

29．您有什么建议让政府把生殖健康优质服务工作开展得更好？

（1）______________________________

（2）______________________________

附件 12

对计生专干深入访谈问卷　　编码：

访谈日期：_______________　访谈地：_______________

1. 您县共有多少个行政村？_______________

2. 在这些行政村中，有多少村能够提供基本的计划生育服务？

____

3. 您县乡镇一级的服务机构提供技术服务的情况属于下列哪一种？

1）计划生育系统为主　2）卫生系统为主　3）计生、卫生系统并重

4. 到目前为止，您县共有多少乡镇开展了避孕方法的知情选择？_______________

5. 您县是否采取过一些具体措施以提高技术服务质量？

1）采取过　2）未采取过

6. 您县为提高技术服务质量采取了哪些具体措施？

（1）____

（2）____

7. 您县有多少乡、镇一级的人口学校可以播放 VCD 节目？

____

8. 自2000年以来，您县是否开展了青春期卫生的宣传教育活动？

1）开展过　2）未开展过

9．您县的青春期卫生宣传教育活动主要包括哪些内容？

（1）________________________

（2）________________________

10．自 2000 年以来，您县是否开展了性病、艾滋病防治的宣传教育活动？

1）开展过　2）未开展过

11．自 2000 年以来，您县多少乡镇建立了生殖健康/计划生育计算机管理信息系统？____________

12．您县的计算机管理信息系统在哪些方面发挥了作用？（可复选）

1）按月提供服务对象的名单和服务内容　2）自动生成统计表　3）为领导决策提供参考

13．您县的计算机管理信息系统目前存在的主要问题是什么？

（1）________________________

（2）________________________

14．您认为目前的计划生育工作与过去的最大区别在于哪点？

（1）________________________

（2）________________________

15．您认为您所在地区生殖健康优质服务的工作开展得怎样？如果不好，为什么？

（1）________________________

（2）________________________

16．您在日常的工作中向育龄夫妇宣传避孕节育知识吗？如果没有，为什么？

（1）________________________

（2）________________________

17. 您在日常的工作中向育龄夫妇宣传生殖道感染知识吗？如果没有，为什么？

（1）________________________

（2）________________________

18. 您在日常的工作中向育龄夫妇宣传性知识吗？如果没有，为什么？

（1）________________________

（2）________________________

19. 您认为您还需要进一步接受生殖健康知识培训吗？如果需要，主要是哪些方面？

（1）________________________

（2）________________________

20. 您认为评价一个地区的计划生育工作好坏的标准是什么？

（1）________________________

（2）________________________

21. 您认为如何才能有效地运用有限的卫生资源为群众服务？

（1）________________________

（2）________________________

22. 你有什么建议让政府把生殖健康优质服务开展得更好？

（1）________________________

（2）________________________

附件 13

已发表的相关学术论文

（1）贵州省农村少数民族已婚育龄男性生殖健康现状调查

（2）贵州省少数民族老年人生殖健康状况及其需求调查

（3）农村少数民族已婚育龄男性生殖健康现状及影响因素探析

（4）贵州省少数民族未婚青少年生殖健康状况调查

（5）少数民族已婚育龄妇女生殖健康现状及影响因素调查分析

（6）少数民族已婚育龄妇女生殖健康现状调查研究

（7）少数民族已婚男性性生活现状及影响因素调查

（8）少数民族已婚妇女性生活现状自我评价及影响因素研究

参考文献

[1] 郑晓瑛. 生殖健康导论 [M]. 北京：中国人口出版社，1997.

[2] 郑真真. 外出经历对农村妇女初婚年龄的影响 [J]. 中国人口科学，2002 (2).

[3] 张爱莲. 1996～1999年围产儿缺陷及相关因素分析 [J]. 中国妇幼保健，2000 (9).

[4] 崔念，唐光华，李民享，等. 成都地区未婚青年生殖健康需求调查 [J]. 中国计划生育学杂志，2000，5 (61).

[5] 王波，楼超华，沈燕，等. 上海市郊未婚青年的性行为和避孕使用状况 [J]. 生殖与避孕，2002，22 (2).

[6] 孙晓明. 生殖健康教育方案设计的理论思考 [J]. 南京人口管理干部学院学报，2002，18 (4).

[7] 杜玉开. 论更年期妇女保健与老年期生命质量 [J]. 中国妇幼保健，1996，11 (3).

[8] 李芬，盛秋，等. 陕西省农村地区育龄妇女生殖道感染现状分析 [J]. 中国计划生育学杂志，2003，11 (5).

[9] 刘萍，杨伟坤. 贵州省实用地图册 [M]. 成都：成都地图出版社，2001.

[10] 聂长惠. 贵州省情 [M]. 贵阳：贵州人民出版社，1992.

[11] 贵州省第五次人口普查办公室. 贵州人口发展研究 [M]. 贵阳：贵

州人民出版社，2003.

[12] 贵州省统计局. 贵州省2000年人口普查资料 [M]. 北京：中国统计出版社，2000.

[13]《辉煌50年——贵州》多媒体光盘编辑委员会. 辉煌50年——贵州 [M]. 贵阳：贵州人民出版社，1998.

[14] 贵州省统计局. 贵州统计年鉴 [M]. 北京：中国统计出版社，1998.

[15] 贵州省统计局. 贵州统计年鉴 [M]. 北京：中国统计出版社，2002.

[16] 贵州省统计局. 贵州统计年鉴 [M]. 北京：中国统计出版社，2004.

[17] 杨宗贵. 贵州人口再生产研究 [J]. 贵州人口发展研究，2003.

[18] 贵州省统计局. 2005年贵州省1%人口抽样调查主要数据公报（第一号），2005，http：//www. stats. gov. cn/tjgb/rkpcgb/qgrkpcgb/t20060316_402310923. htm

[19] 张薇薇. 贵州省人口达3900万. http：//www. gz. xinhuanet. com/xwpd/2005-01/06/content

[20] 王培安. 贵州人口计生三十年 [M]. 贵阳：贵州科技出版社，2005.

[21] 黔南州地方志编委会. 黔南年鉴（2005年）出版社，2007.

[22] 李宏规. 生殖健康社会科学研究进展 [M]. 北京：中国人口出版社，1996.

[23] 国务院妇女儿童工作委员会. 中国妇女发展纲要（1995～2000）终期监测评估报告，2001.

[24] 杨懋春. 中国的家族主义与国民性格 [M] //刘志琴. 文化危机与展望，北京：中国青年出版社，1989.

[25] J. L. 斯图尔特. 中国的文化与宗教 [M]. 长春：吉林文史出版社，1991.

[26] 刘达临. 20世纪中国性文化节 [M]. 上海：上海三联书店，2000.

[27] 贵州安顺地区民族事务委员会. 仡佬族古歌 [M]. 贵阳: 贵州民族出版社, 1991.

[28] 陈天俊, 赵崇南. 仡佬族文化研究 [M]. 贵阳: 贵州人民出版社, 1999.

[29] 梁红, 钱序. 我国青少年性与生殖健康的研究进展 [J]. 中国妇幼保健, 2003, 18 (2).

[30] 钟烨, 周利锋, 丁吟秋, 等. Analysis of Contraceptive Knowledgeamong Married Reproductive Women in China [J]. JOURNALOFREPRODUCTIONANDCONTRACEPTION, 2000, 11 (1).

[31] 楼超华, 高尔生, 赵双玲, 等. 人工流产妇女紧急避孕方法的作用状况及未使用原因分析 [J]. 生殖医学杂志, 2001, 10 (5).

[32] 楼超华, 赵双玲, 涂晓雯, 等. 人工流产妇女非意愿妊娠的原因及可预测妊娠的比例分析 [J]. 生殖与避孕, 2000, 20 (4).

[33] 牟李红, 钟朝晖, 胡伟, 等. 重庆市农村地区育龄妇女生殖道健康知识的基线调查 [J]. 中国妇幼保健, 2005 (20).

[34] 涂平, 高尔生, 赵鹤飞. 中国生育健康社会科学研究的回顾与展望 [J]. 中国人口科学, 1995, 47 (2).

[35] 高燕秋. 育龄妇女生殖健康知识及健康教育 [J]. 人口研究, 2000, 24 (6).

[36] 肖勤, 郭光萍. 妇女生殖道感染的知识和健康行为调查分析 [J]. 中国行为医学科学, 2000, 9 (3).

[37] 姚筱红, 宋成江, 杨钦, 等. 遵义市城乡妇女生殖健康状况分析 [J]. 中国妇幼保健, 2007, 22 (28).

[38] 焦丽, 黄元英. 1064例农业妇女生殖健康普查结果分析 [J]. 中国妇幼保健, 2005 (13).

[39] 周凤荣，刘霞，刘秀君，等. 山东省已婚妇女妇科常见病流行病学调查研究［J］. 中国自然医学杂志，2003（04）.

[40] 和丽梅，杨铮，石小俊，等. 农村已婚育龄妇女生育健康卫生需求调查［J］. 中国行为医学科学，2000（5）.

[41] 耿庆茹，刘璐，苟文丽，等. 陕西省农村已婚妇女生殖健康研究概述［J］. 中国医学伦理学，2005（5）.

[42] 孙晓筠，张爱国，单宝德，等. 山东省妇女生殖健康状况及防治对策［J］. 中国妇幼保健，2003（9）.

[43] 刘云嵘，吴世仲. 影响男性参与计划生育的因素：中国定性研究的发现［J］. 中国计划生育学杂志，1995，3（1）.

[44] 王洪通，骆霞，吕乐群，等. 九江市男性生殖健康状况及保健服务需求调查［J］. 现代预防医学，2004，31（6）.

[45] 曹长生，王阳光，刘桂兰. 婚前体检人群生殖健康状况及保健［J］. 中国性科学，1999（3）.

[46] 方小玲，程敬文，罗小霞. 860例男性生殖健康状况和需求调查［J］. 中国初级卫生保健，2007（12）.

[47] 沈干. 血脂异常及治疗若干进展［J］. 中国临床保健杂志，2004，7（1）.

[48] 李振奇，刘庆来. 某部新兵前列腺炎患病情况调查［J］. 解放军预防医学杂志，2000（4）.

[49] 王瑞平，武俊青，李文英等. 核心家庭男性生殖健康参与及影响因素分析［J］. 中国公共卫生，2007，23（12）.

[50] 朱伟勇，徐乐凤，曾家琛，等. 流动人口育龄男性生殖健康状况与精液质量分析［J］. 中国热带医学，2008，8（4）.

[51] 齐玉玲，唐维红，对未婚青少年生殖健康知识教育现状与需求的调查

分析［J］. 中国人口科学，1999，6（6）.

［52］李爱兰，李立明，张于成. 北京市大学生性病艾滋病知识、认知及性行为的调查分析［J］. 中国公共卫生，1999，15（6）.

［53］崔念，唐光华，李民亭. 成都地区未婚青年生殖健康需求调查［J］. 中国计划生育，2000，3（5）.

［54］涂晓雯，楼超华，高尔生，上海市未婚女青年生殖健康知识状况分析［J］. 现代预防医学，1999，26（3）.

［55］赵鹏飞. 上海市STD病人性行为与避孕套的使用状况研究［J］. 中国性病艾滋病防治，1995（1）.

［56］戴梅竞，孟庆春，杨彐花，等. 青春期女性生殖健康影响因素的研究［J］. 中国学校卫生，2001（6）.

［57］赵更力，张小松，周敏，等. 部分农村中学生生殖健康状况及相关知识、态度/观念、行为和保健需求现况研究［J］. 中国妇幼保健，2005（17）.

［58］高尔生，袁伟. 中国少数民族生殖健康［M］. 北京：中国人口出版社，1997.

［59］俞顶贤. 中国各民族婚俗［M］. 吉林：北方妇女儿童出版社，1988.

［60］严汝娴. 中国少数民族婚姻家庭［M］. 北京：中国妇女儿童出版社，1986.

［61］张天路，民族人口学［M］. 北京：中国人口出版社，1989.

［62］张荣莲，陈起燕，洪淑琼，等. 7367例畲族妇女生殖健康状况调查研究［J］. 海峡预防医学杂志，2003（1）.

［63］丁菊红，汤军，丁婉华. 江苏省青少年生殖健康基本状况调查［J］. 中国计划生育学杂志，2006，123（1）.

［64］张志红，张维嘉. 性传播疾病与青少年健康［J］. 中国计划生育学

杂志，2002，79（5）.

［65］藏贤玲．上海市黄埔区未婚青年生殖健康知识现状及对策［J］．上海预防医学，2003，15（5）.

［66］徐莉，刘爽．对青少年性知识、态度、行为模式和性教育状况的调查分析［J］．中国人口科学，2000，（6）.

［67］周敏，张小松，赵更力．中国四城市医院未婚人流生殖道感染状况［J］．生殖与避孕，2005，25（3）.

［68］岳慧，董光华，张肖敏．江苏省未婚育龄妇女性行为与妊娠及人工流产状况调查［J］．中国计划生育学杂志，2004，12（3）.

［69］罗世嫒，崔念，李民享．成都地区未婚青年性知识与性行为调查［J］．现代预防医学，2001，28（3）.

［70］高尔生，楼超华．青少年及未婚青年生殖健康现状、展望及策略［M］．上海：第二军医大学出版社，2002.

［71］涂晓雯，楼超华，高尔生．婚前避孕措施的使用状况及其影响因素［J］．生殖与避孕，1999，19（2）.

［72］李黔滨，杨庭硕，唐文元．贵州民族民俗概览［M］．贵阳：贵州人民出版社，2006.

［73］中国人口与发展国家报告，张家口市人口计生网，http：//www.zjkrkjsw. gov. cn/pxyd/ShowArticle. asp? ArticleID=916，2008-2-25

［74］张文范．我国人口老龄化与战略性选择[M]．北京：华龄出版社，2000.

［75］陈志敏，周国模．农村老年妇女生殖健康状况调查［J］．现代医药卫生，2006，22（10）.

［76］冯海龙，陈长香，田喜凤，等．城乡中老年人就医行为的现状研究［J］．护理管理杂志，2006，6（5）.

[77] 中国养老问题：如何面对社会老龄化，新华网，http：//news. xinhuanet. com/newmedia/2005-09/19/content_3511676_1. htm，2008-3-19

[78] 宋燚鑫，李宏军，宋洪涛，等. 洛阳市中老年男性生殖健康状况初步调查，中国男科学杂志，2006，20（11）.

[79] 胡建国，陈胜辉，徐和平. 关于发展我国内男科学之浅见［J］. 中国性科学，2007，16（1）.

[80] 三都水族网［OL］，http：//www. 39sd. com/sdszwz. asp?sdID=116，2008-2-20

[81] 生殖健康呼唤“男性参与”［OL］，http：//www. china. org. cn/chinese/health/117396. htm，2008，2，19

[82] 吴玉璘，孙志明，岳慧. 提高男性避孕节育知识知晓率和避孕套使用率的干预性试验［J］. 中国计划生育学杂志，2003（10）.

[83] 卫生部. 中国卫生年鉴，2002.

[84] 贺录鹏，左晓玲，崔艳萍. 农村已婚育龄妇女生殖道感染现状1390例调查分析［J］. 中华现代妇产科学杂志，2007，4（1）.

[85] 曾莉萍，陈建，李玉洁，等. 已婚妇女生殖道感染性疾病状况的研究［J］. 现代预防医学，2006，4（13）.

[86] 张淞文，周红，等. 北京地区女性绝经年龄调查与相关因素分析［J］. 北京医学，2002，24（3）.

[87] 张兰云，张海霞，王秀珍. 武城县更年期妇女生殖健康状况调查［J］. 滨州医学院学报，2005，28（2）.

[88] 黄薇，彭伟，吴艳乔，等. 成都市围绝经期妇女生殖健康状况的现状调查［J］. 四川大学学报（医学版），2003（03）.

[89] 林竹琴，林晗. 生殖保健中注意对中老年妇女的关怀［J］. 中华现代临床医学杂志，2006.

[90] 张剑萍，李芬，盛秋．西安市高校女老师围绝经期综合征患病状况调查［J］．中国老年学杂志，2008，28（3）．

[91] 谷翊群．中国男性避孕节育有效性临床研究进展［J］．中国计划生育学杂志，2006（12）．

[92] 庄声洲，丁建钢，马小艾，等．珠海市中老年男性生殖健康及服务需求调查研究［J］．实用预防医学，2004，11（5）．

[93] 何叶林，高连祥．关注中老年男性生殖健康［J］．中华医学研究杂志，2004，4（9）．

[94] 陆卫群，朱江，严易平，等．在校大学生婚前性行为及避孕行为研究［J］．生殖与避孕，2006，26（7）．

[95] 陆卫群，朱江，严易平，等．贵州省大学生婚前性行为发生状况及其影响因素［J］．中国学校卫生，2007，28（3）．

[96] 陈忆，许洁霜，程利南．中国青少年婚前性行为状况及降低非意愿妊娠方法探讨［J］．中国计划生育学杂志，2005，9（43）．

[97] 李映明，钟菁．泌尿生殖健康与性满意度状况关联性分析［J］．中国妇幼保健，2008，23（20）．

[98] 杜娟，杨月芳，张虹，等．楚雄州农村不同民族已婚妇女生殖道感染调查［J］．中国妇幼保健，2004，19（14）．

[99] 夏曙华，余蕾，崔华，等．贵州省仡佬族、苗族在婚妇女生殖道支原体衣原体携带现况抽样调查［J］．贵州医药，2007，31（5）．

[100] 张翼．中国人口出生性别比的失衡、原因与对策［J］．社会学研究，1997，71（6）．

[101] 张仕平．性别价值观视野下的农村出生性别失衡原因的综合分析［J］．西北人口，2006（6）．

[102] Alan Guttmacher Institute（AGI）．Intoa New World：Young Women's

Sexual and Reproductive Lives. （1998）

[103] Bischof U. , Chingang L. C, Razum O. Lettertothe Editors: Cervicalcancer screening: highcoverageorhighquality? Tropical Medicine & International Health, Volume8, Number6, June2003, pp. 579–579（1）.

[104] BouyerJ, Rachou E, Fernandez H, etal. Riskfactorsforextrauterine pregnancyin womenusinganintrauterinedevice. Frtile Steril, 2000; 74（5）: 899–908.

[105] Cheng Y I. Cuo X. Li Y Repeatedinducedabortionsandcontraceptivepra cticesamongunmarriedyoung womenseekinganabortionin China 2004.

[106] ERsheng G, Wei Y, ReproductiveHealthOfChineseMinorityNationalitie s, Chinesepopulationpublishingfirm, 1997, 9.

[107] Gaobo, Lininxiu, Renxiaohui, etal. Studyontheepidemicalactualityofw omen`sreproductivetractinfectioninSichuanprovince, Maternalandchildh ealthcareofchina, 2003, 18（2）: 94～97.

[108] GO, VIVIANF. PhD. MPH*;QUAN, VUMINHMD, etc. Barriersto Reproductive Tract Infection（RTl）Care Among Vietnamese Vfomen: Implicationsfor RTIControl Programs. Sexually Transmitted Diseases. 29（4）: 201–206, April 2002.

[109] Henshaw S K. Susheda Singh. Tayler Haas Theincidenceofabortionworl dwide1999（zk）.

[110] Henshaw, S. andKost, K. （1992）ParentalInvolvementin Minors' Abortion Decisions, Family Planning Perspectives, 24（5）, p. 197, 199–200, 207.

[111] Jihong Liu, Ulla Larsen, Grace Wyshak. Prevalenceofprimaryinfertil

ityinChina: In-depthanalysisofinfertilitydifferentialsinthethreeminorityprovince/autonomousregions, Journalof Biosocial Science. Oxford: Jan2005, 37（1）: 55

[112] John, A. R. &William, L. W. （2002）Unmet Needfor Contraceptioninthe Developing Worldandthe Former Soviet Union: An Updated Estimate. International Family Planning Perspectives, 28（3）, p. 138-143.

[113] Klouman, Elise; Masenga, ElisanteJ. ;Klepp, Knut-Inge. etc. HIV and Reproductive Tract Infectionsina TotalVillage Populationin Rural Kilimanjaro, Tanzania: WomenatIncreased Risk, Journalof Acquired Immune DeficiencySyndromesandHumanRetrovirology, 14（2）: 163-168, February 1997.

[114] Kolawolea. Oyediranal, GBENGAP. ISHOLAa2andBAMIKALEJ. FEYISETAN, Factors-Affecting-Ever-Mmarriedmen' S-Contraceptive-KNOWLEDGE-AND-Use-In-NIGERIA[J]. Journal of Biosocial Science, 2002, 34: 497-510

[115] Mary B. Short, Jennifer K. Yates ParentsandPartners: Enhancing Participationin ContraceptionUse. Journal of Pediatricand Adolescent Gynecology, 2005, 18（6）: 379-383.

[116] Mathews, T. J. , &Hamilton, B. E. （2002）Meanageofmother, 1970-2000; Nationalvitalstatisticsreports. Hyattsville, Maryland: National CenterforHealthStatistics, 51（1）.

[117] Mosher, W. D. , Martinez, G. M. , Chandra, A. , Abma, J. C. , &Willson, S. J. （2004）Use of Contraceptionand Useof Family Planning Servicesinthe United States:1982-2002. Advance Datafrom

Vitaland Health Statistics. p. 350

[118] Nafissatou Diop-Sidib é , Jacquelyn C. Campbell. Domesticviolenceagainst womenin Egypt—wifebeatingandhealthoutcomes. Social Science & Medicine, 2006, 62 (5) : 1260-1277.

[119] R. William. Stones SabuS. Padmadas. Sufang Guo. JamesJ. Brown. Fengmin Zhao & Bohua Li. Dyspareunia, Urinary Sensory Symptoms, andIncontinence Among Young Chinese Women. Arch Sex Behav (2006) 35 : 561-567.

[120] Sonfield, A. (2003) Preventing Unintended Pregnancy: The Needandthe Means. The Guttmacher Reporton Public Policy, 6 (5) , p. 8-10.

[121] United Nations. (1994) Reportofthe International Conferenceon Populationand Development. A/CONF. 171/13. Cairo, September5-13, 1994. Availableonlineatwww. unfpa. org.

[122] United Nations Population Fund (1994) Programme of ActionadoptedattheInternational Conferenceon Populationand Development. In: International Conferenceon Populationand Development, 5-13 September 1994, Cairo.